中村考宏

指先から身体を整える

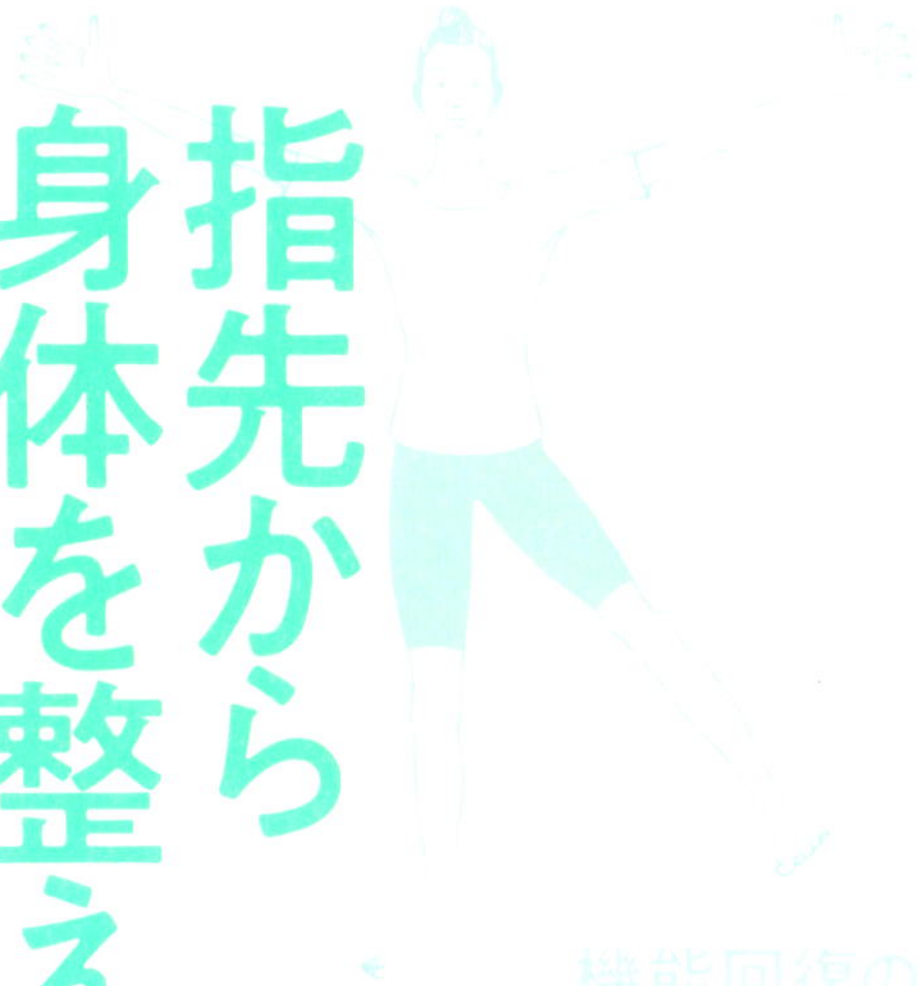

機能回復のための
所有感覚メソッド

春秋社

序章　あなたの身体は誰のものですか？……1

第1章　身体の「本来の機能」とは何か……15

第2章 回復する力のある「かしこい身体」をつくる……37

第3章 リハビリトレーニングの基本……55

第4章 失われつつある身体を再発見する

第5章 実践・リハビリトレーニング

終章 所有感覚の備わった身体のために 173

指先から身体を整える——機能回復のための所有感覚メソッド

序章　あなたの身体は誰のものですか？

あなたは、自分の身体《からだ》を〝所有〟していますか？

のっけから何をいうのかと思われるかもしれません。そりゃあワタシのカラダですもの、ワタシのものであるに決まってるでしょ！　と思われたとしたら、すみません、ちょっと質問意図の説明が足りませんでした。

それでは、あなたの身体はあなたのものであると仮定しましょう。

そのうえで次ページのチェックシートをやってみてください。どうぞ。

…………。

チェックシート

□ 手のツメが見えないように「グー」をつくれますか？

□ 手の指の先端を指のつけ根につけられますか？

□ 親指と小指の角度が 180 度になるように手を大きく「パー」にできますか？

□ 足指を握り込んで「グー」をつくれますか？

□ 足指を開いて「パー」にできますか？

□ 足指を使って床の上のタオルを拾えますか？

□ 両腕を真上にあげて耳につけられますか？

□ 指やかかとを浮かさないでしゃがめますか？

□ 立つ→いすに座る→立つ…を２～３秒間隔でリズムよく繰り返せますか？

□ 片足で立った状態で身体を上下に揺らせますか？

□ 立位体前屈で、手のひら全体が床につきますか？

試されましたか？
うまくできたものは、いくつくらいあったでしょうか？
もしあなたがご自分の身体をちゃんと所有されていれば、チェックシートの項目はすべて難なくクリアできるでしょう。

逆にいえば、うまくできなかったものがひとつでもあれば、「**本当に自分の身体を所有できているのだろうか？**」と疑問をもってもよいと思います。またそれは、あなた自身のものであるはずの、身体について問い直すチャンスともいえるかもしれません。

私たちは生きている限り、頭のてっぺんからつま先まで、ご自分の身体は自分のものであるという感覚をふつうはお持ちだと思います。私たちは健常な身体を持っていれば、自分の意のままに身体をコントロールして、目的の動作をおこない、日常生活を送っていると自覚されているのではないでしょうか。いえ、むしろ、あまりに当たり前のことであるため、そういったことを意識することもなく日々を過ごしているのがふつうでしょう。

当たり前のことで意識にものぼらないでいられるうちは、それでもよいのかもしれませんが、それでよいと早合点してしまっては、せっかくこの本を手にとってくださった甲斐がありませんので、これも何かのご縁と、もう少しだけ、お付き合いください。

さて、一方で私は、当たり前に日常を送られている方から、次のような声もよく聞きます。だるい。腰が痛い。肩が凝る。目が疲れる。頭が痛い。疲れやすい。

こういった不調は、よくあることと軽く考えられがちですが、そのような、つねにどこかすっきりしない慢性的な身体の不調に悩まされている人は非常に多いです。それらの方々は、病院に通うほどではなかったり、病院に行っても病名はつかず、いわゆる不定愁訴といわれるものだったり、原因が特定できなかったりといったことも多く、それらの症状と仕方なく付き合いながら、日々を〝ふつうに〟送っているというのが実情のようです。

そのような慢性的な不調のある人は、ある意味、不調のある状態が当たり前になっているので、ある日その不調がすっきりなくなったときには、「あれ？ どうしたんだろう！」と驚きつつも、ふつうの健康的な状態をありがたく感じることができるでしょう。逆に考えれば、ふつうの状態というのは、失って初めて、そのありがたみを当然ではないものとして感じられるようになるということです。風邪をひいたときに、健康のありがたみがわかるということをよく聞きますが、それも同じことです。

ようするに、私たちが「当たり前」と思っていることは、実際はとても根拠の薄い感覚でしかないということです。ある日突然、何かのきっかけで、その「当たり前」は失われてしまうかもしれないのです。

感覚が薄れていく先にあるもの

根拠の薄い感覚、と書きましたが、私たちは生きている限り、薄い感覚ながらも、「私」には「身体」が所属しているという感覚を持っているのではないかと思います。冒頭の質問に「そりゃ当然でしょ！」と反応されるのはごく自然な感覚だと思います。

日本人に、「死んだらどうなると思いますか」と質問をすると、多くは「魂が身体から抜け出ていく」というイメージを持っているそうです。

とすると、死んでしまうと身体はもはや自分のものではなくなるというイメージを私たちはなんとなく共有していることが同時に浮かびあがってきます。魂（あるいは意識）を宿していない身体はただの入れ物であるという考え方は、西洋の死生観ともどこかつながりを感じます（宗教観によっても異なりますが）。

では、身体が自分のものかそうでないかの分かれ目、判断はどこから来ているのでしょう？

死ぬとは、簡単にいってしまえば、生物としての全活動が細胞レベルで停止することです。つまり、死んでしまうと、身体を動かすことはできなくなります。死ぬというのはすべての活動が止まることですから、身体を動かそうとする意識も当然失われるので、「身体を動かす」という能動的な表現は少し間違っているかもしれませんが、おおざっぱにいってしまえば、自分で身体をコントロールできるか否かというところに、身体を所有しているか否かの分かれ目があるといえそうです。

ここで少し「おや？」と思われたかたもいらっしゃるのではないでしょうか。私は先ほど、チェックシートでうまくできなかったものがひとつでもあれば、「本当に自分の身体を所有できているのだろうか？」と疑問をもってもよいと書きました。ここまでの流れでいうと、身体をコントロールできない状態というのは、死んだときであるという見方ができそうだとわかりました。

では、チェックシートをおこなってみて、身体をコントロールできているとはいえないこの状態、自分の身体を所有できていると言い切れない、この状態は、一体何なのでしょうか？　まさか、半分は死んでいる状態……とはいいませんが、なんだかはっきりしなくて、気持ちが悪いですね。

人生すら変えるものの見方

私はこう考えています。

「死ぬ」とは、身体の所有感覚が薄れて薄れて、薄れ続けた先にある状態である、と。

また、こうも考えています。

身体の所有感覚がすべて失われると、それがその生物一個体の「死」である、と。

私たちはこの世界に誕生すると、成長段階を経て、あとは死までを一直線に突き進んでいく存在です。すべての活動は、最終的に待っている、生物としての「死」へと向かっているのです。

その死がいつやって来るかは個体差、個人差がありますが、感覚がどんどん薄くなっていき、やがてそれがなくなると死に至るというのは、命ある生物がたどる自然な道筋でもあるのかもしれません。

しかし、その感覚の薄れは、本能のもとに生きる野生動物であればゆるやかな変化で済み、個体差もさほどないはずですが、私たち、現代を生きる人間では、そうはいかないようです。

個人差が大きく、また変化が加速しているのが現代を生きる私たちであるとすれば、のんびりかまえてはいられません。すべては、日常生活の習慣、積み重ねが鍵を握っているのです。

もう一度「あなたは自分の身体を所有していますか？」という問いに戻りましょう。

白状すると、この質問は少し意地の悪い問いかけでもありました。というのは、無意識の範疇に入ることで、答えられないのがふつうだとわかっていながらあえてぶつけた問いだったからです。

ですがもちろん意地悪をするつもりではなく、この質問で明らかにしたかったのは、むしろ「**私たちは、自分の身体を所有していることに対して無自覚である**」ということでした。無自覚であるがゆえに、所有していることを忘れ、いつしか所有感覚を失ってしまうのが、私たちなのです。

しかし逆にいえば、それを、自覚的に所有しているという状態・感覚に変えることができれば、この先の人生さえ変わるかもしれない。おおげさなことではなく、私は本気でそう思っています。なぜなら、まさに私自身がそうだったからです。

つながりを回復する

ではどうすれば、身体を所有できるのでしょうか。所有感覚を回復できるのでしょうか。それにはいくつかプロセスがありますが、何よりも大切なことは、**「身体のつながり」に気づき、それを取り戻すこと**です。

身体はつながっている。これもまた当たり前のようで、どういう状態かを説明するのが難しい表現が出てきました。

身体がつながっていることは、漠然とであればイメージできると思います。私たちの身体は、骨同士のつながり、筋肉同士のつながり、神経同士のつながりなどによって、ひと続きの物体として存在しています。もしもひと続きにつながっていないパーツがあるとすれば、それはもはや自分の身体とは呼べないでしょう。あまりよいたとえではありませんが、切断された四肢などは、自分の所有している身体ではない、ということになります。

では、外見上つながっていれば、つながりのある身体と捉えて安心してしまってよいのでしょうか。その答えはもちろん「いいえ」ですね。見た目でつながっているのは当然として、問題なのは、その内実です。

では、内実、中身まできちんとつながっている身体というのはどういう状態でしょうか。私が考える、つながりのある身体というのは、手足の指先の先、つまり**「末端」まで「感覚」が行き届いた状態にある身体**です。

実は、私たちの身体の感覚は、末端から薄らいでいくのです。その末端の薄れた感覚を取り戻すことで、身体のつながりは回復に向かって動き出すのです。

ふつうに生活していると、手の指は大活躍するパーツです。ですから、私が指先の感覚が薄れているといっても、あまり信じてもらえません。というより、よほどのことがない限り自分は大丈夫と思ってしまうか、ピンとこないというのが正直なところかもしれません。

ですが、チェックシートをおこなっていただくとわかるとおり、できているつもりでできていないのが、指先など末端の感覚なのです。

「私」と「外界」の境界

ところで、**「私」と「外の世界」を分けている〝境界〟**は何だと思いますか？

先に答えをいってしまえば、それこそが、**身体の所有感覚**であると私は考えています。

身体のいちばん外側にあるのが皮膚だとすると、その皮膚こそが、「私」と「外界」の境界であると思われるかもしれません。それもおそらく間違いではありませんが、私の考えでは、こうです。

ここに、「私（の身体）」と「外界」の領域を表す図面を用意しました。身体のつながりの

私（の身体）と外界の領域

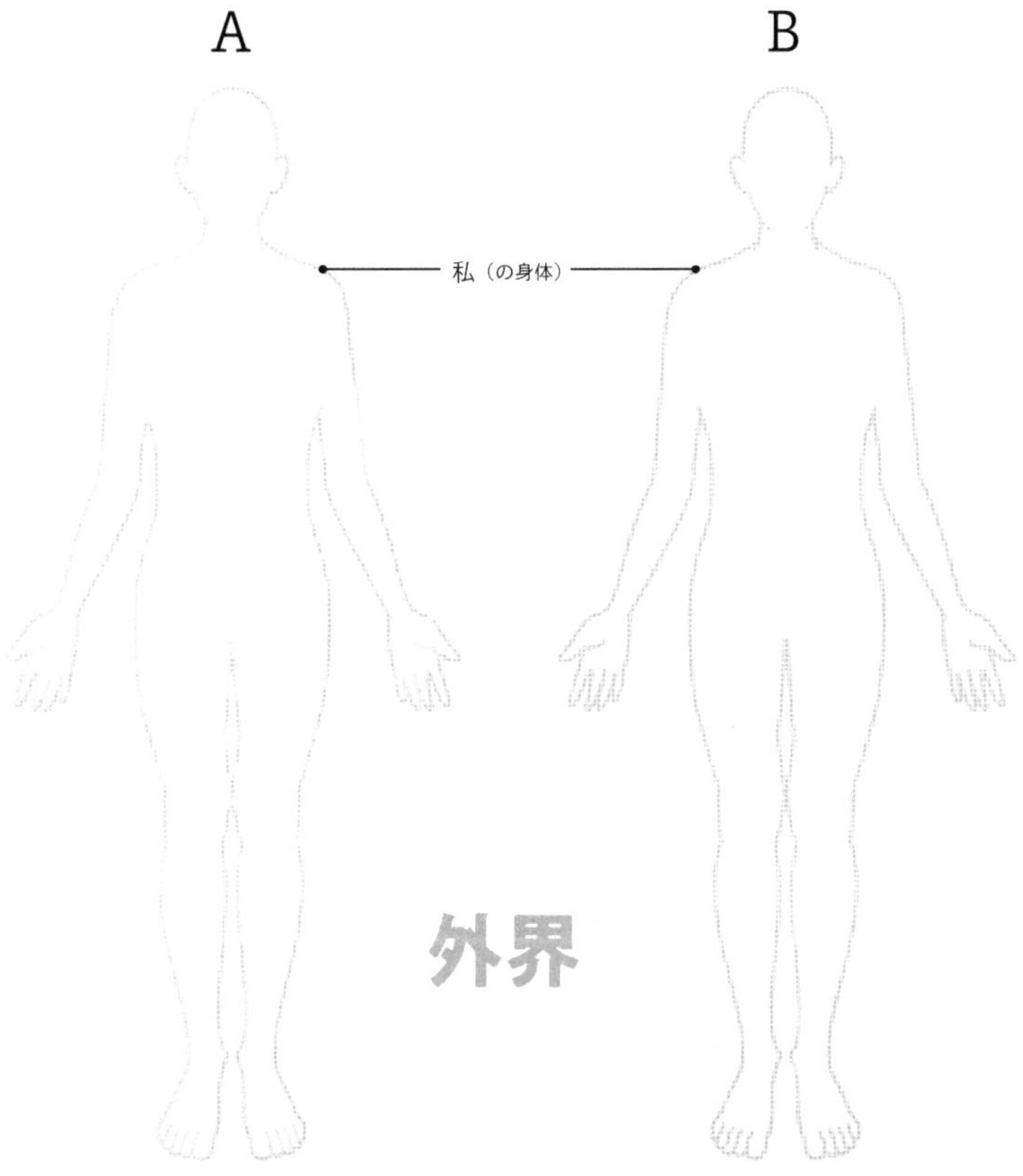

ある、所有感覚のある身体であれば、それぞれの領域は図A（身体の境界が指の先まで保たれた状態）のように示せます。

しかし一方で、身体の末端の感覚を失った状態は、図Bのように、自分が想像するよりも短く狭い位置で身体の領域が途切れてしまっているのです。

自分の身体は指先まで続いているだろうというのは残念ながら、単なる思い込みで、実際はそうではなく、所有感覚という観点からは、指先あたりは、ボーッともやがかかったように、外界との境界があやふやで、あたかも外界が本来の身体の内側にまで侵入してきてしまっているかのような、不安な、不安定な状態にあるといってもよいのかもしれません。

つまり、外界との境がはっきりしない状態というのが、**所有感覚を失い、身体のつながりが薄れた、うっすらと死につながっている身体**、なのです。

これも個人差があり、人によっては、図版で示すよりも、身体の領域、外界との境界がもっと狭くなっている方もいらっしゃるかもしれません。その状態があまり好ましくない状態であるのは、説明するまでもありませんね。

身体を所有しているかどうかという話が、意外と奥深いことがおわかりいただけたでしょうか？

身体に「気づく」ということ

身体を捉えるとき、体幹であるとか、骨盤や背骨であるとか、いわゆる身体の中枢といわれるものに焦点が当てられることが、これまでは多かったように思います。それは脳神経などの学問が注目され続けてきたことからもわかります。

それら中枢は、生きていくのに不可欠なもので、中枢なくしては末端もありえないでしょう。極限状態におかれた場合、優先されるのは中枢です。中枢がやられてしまえば、末端だって存続が危ぶまれるわけですから、それは当然ですし、仕方のないことです。

一方で、末端は不要かというともちろんそうではないわけで、中枢ばかりがあがめ奉られるばかりに、おざなりにされてきたのが末端なのです。

私も、『「骨盤おこし」で身体が目覚める』を上梓していますし、中枢の重要性は十分認識しています。しかし、今あらためて、**末端の重要性にもっともっと目を向けなければいけない**、そういう意識が強く芽生えているのです。

この本では、身体の所有感覚の回復、つながりの回復ということを一貫して問いかけ続けますが、それは、末端の回復、末端の復権とも言い換えられるかもしれません。

所有感覚と身体のつながりは、いわば、クルマの両輪のようなものです。クルマがまっすぐに走るためには、それぞれの車輪が連携してうまく回らなければなりません。どちらかの車輪の動きが悪くなったり、双方のバランスが不均衡になれば、途端にクルマは脱輪してしまうでしょう。

身体の所有感覚を取り戻す、回復する、また、身体のつながりを取り戻す、回復するということは、本来の、真の自分の身体に「気づく」ということでもあります。

そういう意味で、本書で展開しようとしているのは、「気づきのトレーニング」でもあるといえそうです。

次の章からはいよいよ、それら回復のプロセスを見ていきたいと思います。

第1章

身体の「本来の機能」とは何か

この章からは、所有感覚を取り戻す、身体のつながりを回復するプロセスを具体的に探っていきます。大切なポイントとなるのが、身体のもつ「本来の機能」に着目することです。

身体の本来の機能とは

私たちの身体は、足や腕や腰などの大きなまとまりのある部位から、骨などのひとつひとつのパーツまで、それぞれが**最適な位置、方向、動き、可動域**を持っています。たとえば手首から先の「手」。人間の手は、五本の指が独立して動き、ものをつかんだり、握って拳（グー）をつくったりといった機能を果たします。

手だけに注目すれば、ものをつかむという役割を負っているのは「手」だけ、というふうに感じられますが、ものの形状や重さなどに応じて、手からひと続きにつながった腕や肩や背中などが連携して、最適な力加減や位置や力の方向などを調整し、初めて「ものをつかむ」という動きが成立し、手はその機能を果たしたことになります。

立つという動作ひとつをとってみても、立つために働いているのは「足」だけではありません。足の先から頭まで、それぞれの部分が割り当てられた働きを全うし、そしてそれぞれが連携し、「立つ」という動きを成立させているのです。その最適な動き、位置などの条件が満たされた状態にあるのが、「本来の機能」を果たしている身体です。

それぞれのパーツが目的に応じた働きを果たすことで、身体全体はつながりをもって動くことができるともいえます。

それぞれのパーツは骨や筋肉や神経や皮膚や皮下組織といったもので構成されていますが、なかでも骨格は、身体を支え、内臓を保護する重要な構造物です。

身体の各部位には目的に応じた最適な骨格位置や他との連携の役割があり、その条件に基づき最適な動きを果たすことが、**身体の本来の機能**を発揮するためには重要です。

しかし、実際に身体の本来の機能を十分に発揮できている人は、ほとんどいません。ある部分は本来の機能を果たしていなかったり、他のある部分はそれを補うために、本来の機能以上の負荷を負わされていたりするのです。

たとえば立つときに、身体を右か左に傾け、どちらかの側に体重を預けて立っている人をよく見ます。あるいは、つねに重いカバンをどちらか一方の肩から提《さ》げている人もいます。

そういった人の身体は、本来、左右に分散されるはずの重みや圧力が、どちらかに偏るわけですから、運悪くその偏りを受ける側は、身体を支え機能を果たすために、本来の役割以上の仕事を負うことになるのです。

身体というのはよくつくられていますから、たまにそういう状態になるくらいでは支障はきたしませんが、ゆがみやねじれが習慣化・常態化すると（身体のねじれやゆがみは、たいてい習慣化から生じます）負荷が蓄積し、何らかの悪影響となって現れてくるのです。

私は長年、本来の機能を取り戻す、機能回復という観点から導き出した機能回復訓練を自分でもおこない、治療院に見える患者さんや、講座の生徒さんに対してその方法を指導・伝授してきました。

機能回復訓練とは、その名のとおり、身体の本来の機能を回復するためのトレーニングなのです。それを本書では、リハビリトレーニングと呼んでいます。

リハビリとは何か

そもそも、リハビリとは何でしょうか。

リハビリテーション（rehabilitation）という言葉は、re（再び）という接頭辞と、ラテン語の habilitare（適合させる）という言葉が合わさってできたといわれます。復職、復権、名誉回復というような意味をもっていますが、医療では「再び適した状態になること」「本来あるべき状態への回復」などの意味においてリハビリがおこなわれます。

一九四二年、ニューヨークで全米リハビリテーション評議会が開催されました。そこで「リハビリテーションとは、障害を受けた者を彼のなし得る最大の身体的、精神的、社会的、職業的、経済的な能力を有するまでに回復させることである」という定義が採用され、これが現在でも広く知られています。

そして、現在は医学の進歩により、病気の予防の重要性が強調され、リハビリテーションは予防医学・治療医学についで第三の医学ともいわれています。治療医学では、病気の完全治癒を目標とし、完全な治癒は難しい場合でも、できるだけ元通りの状態に近づけることを目標とします。しかし、高齢者の増加、慢性疾患の増加などにともない、完全な治癒が不可能であったり、治療しても大きな障害が残ることが増え、リハビリの必要性が高まってきているのです。

リハビリは、このように発展してきた歴史があります。読者の方は、リハビリというと、大きなケガや病気をしたときにおこなわれるものと思っている方も多いでしょう。たしかにリハビリの技術は、身体の機能を回復させるための方法ですが、実はその考え方は、**ケガや不調の予防や、身体づくりや身体の調整にも広く応用できるもの**なのです。

本書では、「リハビリ」と「トレーニング」を組みあわせ、リハビリトレーニングとしています。これは、心身の不調を回復させるためだけでなく、ケガの予防や身体の調整といった幅広い意味での身体づくりを目指しているからです。

なぜ心身の不調は繰り返されるのか

これまでに私は、病院のリハビリテーション科、接骨院・鍼灸マッサージ治療院などで、さまざまなケガや不調の症状で来院する患者さんたちをみてきましたが、ケガや症状、不調が再発したり繰り返されたりすることが不思議でなりませんでした。

ケガや不調を訴える患者さんには、筋力増強訓練、関節可動域訓練などの運動療法、電気刺激、マッサージ、鍼灸、温熱などの物理的な刺激を加える治療をおこないますが、めでたく治癒に至ったとしても、しばらくすると再び同じようなケガや症状で来院されるのです。

「先生、また腰やってまったがね」「持病だから仕方ないわ」「年だで焼かな治らんわ」など、私の地元でもある名古屋弁の日常会話が懐かしく思い出されます。

なぜ、不調は繰り返されるのでしょうか?

結論からいうと**治癒したつもりでも本当は治っていないから**、というのが私の考えです。

私が病院のリハビリ科に勤務していた時代は、医師の指示のもと、運動器系疾患の患者さんに対して運動療法や物理療法などを用い、身体機能を可能な限り改善することに努めました。

運動器というのは、骨・関節・筋肉などの、身体を支えたり動かしたりする組織・器官の総称です。運動器疾患には、骨折、変形性関節症、腰痛や頚部痛、肩痛、スポーツ障害などがあります。私の役割は、これらで来院される患者さんのリハビリをおこなうことでした。

接骨院勤務の時代は、捻挫、打撲または筋肉や腱を傷めた患者さんに対して、運動療法や物理療法を施し、損傷、障害部位の回復に努めました。接骨院は、「ほねつぎ」とも呼ばれます。それは、医師の同意のもとでの骨折や脱臼の応急処置が業務に含まれているからです。しかし、今の時代は骨折などの大ケガをしたら、設備の整った整形外科病院を受診しますから、接骨院で骨折や脱臼の処置にあたる機会は、ほとんどありませんでした。

鍼灸・マッサージ治療院勤務の時代は、病気のある患者さんに対して施術をおこない、回復に努めました。

WHO（世界保健機関）において鍼灸の有効性のある症状とされている疾患は、次のように多岐にわたります。

- 脳卒中後遺症、自律神経失調症などの神経系疾患

- リウマチ、五十肩などの運動器系疾患
- 動脈硬化症、高血圧・低血圧症などの循環器系疾患
- 気管支炎、喘息などの呼吸器系疾患
- 胃腸病、肝機能障害などの消化器系疾患
- 糖尿病、痛風などの代謝内分泌系疾患
- 膀胱炎などの生殖・泌尿器系疾患
- 更年期障害などの婦人科系疾患
- 耳鳴り、鼻炎などの耳鼻咽喉科系疾患
- 眼精疲労、結膜炎などの眼科系疾患
- 小児科疾患

病院や接骨院でみていた患者さんたちは、そのほとんどが運動器系疾患でしたから、治ったり再発したりという構図が明解だったのですが、鍼灸院で出会った患者さんに関しては、運動器系疾患に限ればその構図が当てはまっても、その他の多岐にわたる疾患からは、たとえ症状が楽になったとしても、患者さんが「病気から治る」というたしかな手応えは得られませんでした。

患者さん自身も、病気を治したいと思って積極的に施術に通うということはあっても、「自分の病気は自分が治す」という攻めの姿勢で治療に向き合う方は、少なかったように思います。

私は病気に対して、鍼灸施術で患者さんの外側からフィジカルな刺激を与えることはできましたが、患者さんの内側——**自らが動くことによって生じる身体の内部の刺激＋内面、つまりメンタル、精神的な部分**——にまで刺激を与えることはできず、無力感を覚えました。重要な何かが、欠けていたのです。

自分の病気は自分が治す

私は子どものころは病気とは無縁で、擦り傷や風邪もいつの間にか治っていました。しかし、中学生以降は柔道選手として身体を酷使するようになり、ケガが絶えず、つねにどこか調子の悪い状態でした。

二五歳で現役を引退すると、頭痛、腰痛、その他さまざまな不定愁訴に悩まされるようになりました。特に頭痛はひどく、市販の頭痛薬を常用していました。耳鳴りが止まらず、頻繁に結膜炎にもかかりました。気管支はつねに炎症があり、飴をよくなめるようになったせいか、体重が増加。胃腸は重く、慢性的な下痢。頭皮や背中には、吹き出物が広がっていました。

そのころ、柔道整復師や鍼師、灸師、あん摩マッサージ師の免許を取得しましたが、自身の症状に対してはその場をしのぐのが精いっぱいで、まったく歯が立ちませんでした。私自身がそのような有様では、患者さんたちが治らないのも当然だったでしょう。

しかも、三〇代には、私自身が患者になるという大失敗をしてしまいました。病名は、右下《みぎか》肢《し》末梢《まっしょう》神経《しんけい》麻痺《まひ》、つまり、右足が麻痺してしまったのです。これは、治癒が困難な神経系疾患で、絶望的な気分になりました。実は病院のリハビリ科勤務時代、同じような麻痺のある患者さんたちが、完全に治った姿を見たことがなかったからです。

神経が麻痺し重く垂れ下がった右足をどうすればいいのか途方にくれ、自分の身体のはずなのに、何か別のもののように感じられました。それまでは、身体の不調も、だましだまし、なんとか日常生活を送ってきましたが、この麻痺に関してはまったく光が見えず、出口なしの状態でした。施術者としての私は、難治性の神経系疾患を前にして手も足も出ず、無力感にさいなまれました。

なすすべもなく、私はただ、患者である自分自身にすべてを委ねるしかありませんでした。そして、私は施術者ではなく、**ひとりの患者として、自分の病気と向き合いました。**自分の足を取り戻したいと切に願う「患者の私」に対し、「施術者としての私」はサポート役に徹したのです。

その甲斐あって「私たち」は病気を完治させることができました。そのときのことは『深部感覚」から身体がよみがえる！』（晶文社）に詳しく書いたので、興味のある方はお読みいただければと思います。

そしてこの経験が、私の治療の考え方に関する転機となりました。施術者の私は、病気が治るというのがどういうことかを、自分自身が患者になることで経験しました。結局、**自分の病気は自分が治すという攻めの姿勢で治療と向き合う**より他、ないのです。この経験は、私の内側にたしかな刺激を与えたのです。

若いころは、身体の不調に悩まされながらもだましだましやってきたと書きました。それがよかったのか悪かったのかは一概にいえませんが、とにかくいえるのは、当時は対症療法しか選択肢はなかったということです。対症療法がよくないという考えもありますが、私は対症療法も立派な治療法だと考えています。実際、当時は一時しのぎだったとしても、しのいでこられたのですから。

今、私は五〇歳を目前にして、若いころに悩まされ続けた身体の不調は一切ありません。

私にとっての対症療法とは、自分の病気は自分が治すという意識が芽生えるまでに必要なプロセスであったことは間違いないのです。

ただし、これも大切なことに気づくことができたからいえる話であって、気づかないままだったとしたら今も不調を繰り返していたに違いなく、考えただけでもぞっとします。

不調・病気を「止ませる」ということ

以前の施術者としての私は、患者さんの訴える症状を軽減し、なくそうと、症状しか見ていませんでした。しかし、私自身が患者になったときに自分の病気を治すことができたのは、**病気を止《や》ませる**（**終わらせる**）ことができたからでした。

もしかすると、私と同じような施術する立場にある方には、この「病気を止ませる」という感覚がわからないかもしれません。この感覚は、私も患者の立場に立ってみて、初めて実感したことです。「私たち」は、**身体の声**（**サイン**）を聞いて、不調や病気を止ませることが大切だということを学んだのです。

症状や痛みというのは、ある原因によって、身体が何かしらのサインを出しているのだと私は考えています。それが「もうこれ以上、身体を動かさずにそっとしておいて」「身体の機能が著しく低下しているから早く対処しなさい」などといった生体防御反応だとすれば、無闇に身体のサインをかき消そうとすることは、身体を無防備にして破壊する行為です。

しかし、患者さんのほとんどは、身体の声に耳を傾けるということをしていません。それは、身体の本当の声を聞きわけることができないくらいに感覚が鈍っているからだといってもいいでしょう。痛みだけでもいいからとにかくなんとかしてほしい、と訴える患者さんは、そのたびに鎮痛、鎮痛、鎮痛……痛みは一時的には治まったとしても、その後も不調は幾度となく繰り返され、病気が止むことはないでしょう。

病気を止ませるために必要なことは、**鈍くなっている身体の感覚を回復して敏感にし、症状や痛みが「何を」知らせようとしているものなのか、身体の声を聞き取れるようにすることです。**そして、身体の要求に対して速やかに対処できる身体の状態にしておくことが大切です。

しかし、施術を受ける患者さんたちは、身体の機能が著しく低下しています。これでは、身体の声を聞くこともできませんし、身体の要求に速やかに対処することもできません。

このことは、施術により患者さんの外側から刺激を与え続けていても、その機能が回復するものではないということを表しています。**身体の機能を回復するためには、機能回復訓練を継続しておこない、内側の刺激を感じられるようにするしかない**のです。

これは、私が鍼灸・マッサージ治療院勤務の時代に施術で患者さんの内側に刺激を与えることができず、手立てを求めてきたことへの答えです。

心身の不調が起こる原因とメカニズムは複雑です。私は、**さまざまな心身の不調の元にある、身体の状態**に着目しました。その身体の機能を良好にすることにより、心身の不調に対して速やかに対処できる、すなわちそれによって、回復力を高めることができ、身体のつながりを取り戻せると考えています。

元通りを目指さないわけ

一般の方は、「リハビリなんて、自分には必要ないだろう」「歩けないわけじゃないし」「痛いところはあるけど、リハビリって麻痺とかのある深刻な人がやるものでしょ?」と思っていらっしゃる方がほとんどではないでしょうか?

私は先述のとおり、右下肢末梢神経麻痺により右足の機能が〇パーセントになる経験をしました。感覚もなく、足を床に着けることもままならない状態で、そうなる前の状態に戻ることを目標に、リハビリをおこないました。

しかし、リハビリを続け、身体の機能を取り戻していくうち、私は気づいてしまったのです。病気になる前の状態に戻ることが、一〇〇パーセントの回復ではない、と。**病気になる前の状態よりも、もっと自分の身体を確実に感じ、動く状態がある**ということを。

それこそが、本来あるべき身体の状態、本来の機能を取り戻した身体です。

いつしか私にとってのリハビリトレーニングは、自分の身体を一〇〇パーセント機能させること（本来あるべき状態）を目標としたものに変わり、それが私のライフワークにもなっています。

このことは、私の施術者としての考え方にも影響を与えました。

現在私がおこなっている機能回復・動作改善指導では、**一〇〇パーセント機能回復させるための機能回復訓練をおこなうことでしか、再発しない身体は得られない**、という考え方で患者さんと対峙します。

なぜ病気やケガになる前の、元通りの状態を目標にしないのか？

それは、事故などによる突発的なケガを除き、**その状態を招いてしまった原因**が、そこに隠されているからです。

ケガや病気は、そのときの身体の状態では、そのとき生じていたストレス（ハードワーク、負荷や衝撃の大きさ）に耐えられなかったために現れた、一種の**結果**です。結果が現れるということは、それに対応する原因が、まずあったはずです。その原因に目を向けなければ、何をしてももとの木阿弥でしょう。それは、ただがんばればいい、工夫すれば乗り越えられる、という類のものではありません。

病気やケガをする前の身体の状態が機能的に何パーセントであったかはわかりませんが、ストレスに対処できるほどの身体の機能を、そのときは持ち合わせていなかったということはたしかです。少なくとも、私自身もその機能状態で右下肢末梢神経麻痺を発症したのは事実なのです。

ですから、病気やケガをする前の元の状態ではなく、一〇〇パーセント機能回復し、本来あるべき身体の状態を目指すことが、再発しない本当の完治といえるのだと私は考えています。

スポーツ選手はむしろ機能が偏っている

世界を代表するようなスポーツ選手であっても、身体が一〇〇パーセント機能している人は、おそらくなかなかいないのではないでしょうか。スポーツ選手、アスリートといった人たちは、その競技を実施するのに必要な身体の機能を極端に発達させた人ともいえるでしょう。

一般的に競技選手は身体能力が高いとされますが、私が出会ってきたなかで感じる競技選手の印象は、身体の機能がその競技にあわせて特化したことで、実際には身体の機能が極端に偏っていて、危うい状態にあるともいえます。

実際、スポーツ選手はケガが絶えません。肉体を酷使する、激しい競技だからケガをしても仕方がないと思われるかもしれません。しかし、避けられないアクシデントは別ですが、**極端に身体の機能が偏っていることが原因で、慢性的に故障に悩まされている**選手も少なくありません。

私が考える超一流の選手というのは、身体の機能に偏りがない人です。おそらく、そのような選手は、専門種目に限らず、どのような競技も無難にこなし、故障も少ないはずです。

日常生活に潜む習慣の罠

アスリートに限らず、自分にとって使いやすい身体の機能ばかりを使っていると、その他の機能はどうなるのでしょうか。

同じような日常生活動作を繰り返し、**自分が使いやすい機能しか使わないでいれば、身体**

の使い方は偏り、全体的な身体の機能は低下します。

一般にはこれを「癖」と呼び、軽く考えてしまいがちですが、その偏り（癖）のある状態で、身体は重力も含め、外部からの負荷や刺激（ストレスも含む）にさらされ続けます。**偏りのある分だけ、身体は無理を強いられます。**そういった習慣が放置され、積み重なった結果として、心身の不調が生じてくるのです。

しかしこれも、日常生活動作に支障がなければ、なかなか気づくことがありません。そして多くの人は、心身の不調が出しているサインを見逃してしまい、身体の要求に対して速やかに対処することができなくなっているのです。

身体の機能低下には個人差がある

「老化」や「加齢」が原因で心身の不調が起きると考える人もいますが、私はそうは思いません。たしかに、「老化」や「加齢」は避けられない事実です。しかし、私の同年代よりも元気で活動的なご高齢の方もたくさんいます。

心身の不調には大きな個人差が見られ、「老化」や「加齢」が単なる原因とは考えにくいのです。私はこの個人差を、「**身体の機能低下**」**の程度の違い**だと考えています。

たとえば、健康に気をつかい、ウォーキングや体操などの運動を習慣にしている人と、まったく健康に気をつけていない人とでは、長い生活習慣の末に、確実に差が出ます。

この、「自分の心身に対する意識の高さ」というのも「身体の機能低下」に大きく影響を与えるものなのです。

便利になり過ぎる生活習慣の見直しも必要です。

一日の大半をデスクワークや単純作業に費やし、移動は車や地下鉄を使い、歩くのは自宅まで数分の距離。休みの日は家でだらだらと過ごし、趣味は特になし。食事はスーパーの惣菜や外食ですませ、洗濯は全自動乾燥機付き洗濯機、掃除は自動ロボット掃除機におまかせ。会社の健康診断では血圧や血糖値、中性脂肪値が高く、アルコール・脂・塩分の取り過ぎを指摘され、運動を習慣づけること、バランスのよい食事を心がけるよう注意を受ける。そういえば、最近は疲れやすく、身体に不定愁訴がある。しかもこれが慢性的になり、当たり前になりつつある。……

これでは、身体の不調を知らせるサインを受け取る感覚が鈍っても仕方ありません。偏った身体の使い方に加え、行動が単純化されれば、身体は極端に狭い範囲でしか動くことがないのですから、身体の機能が低下しても不思議はありません。健康診断のアドバイスどおり、運動が必要でしょう。

しかし身体をただ動かせばよい、単に筋肉を鍛えればよいなどといった、運動に対する偏った考え方は、故障の原因になります。また、無理な運動は習慣になりにくく、三日坊主にもなりがちです。自分の身体の状態を理解した上で、必要な運動をおこない、運動効果を実感することが大切です。そして、運動によって得られるよい効果の実感を重ねていく習慣が身につくことで、身体の機能は回復していきます。

リハビリトレーニングはライフワーク

ところで私自身は、運動不足解消、ダイエットなど、健康のためにリハビリトレーニングをおこなったことはありません。トレーニングをしていると、傍からは身体を鍛えているように見られますが、身体を鍛えるためにおこなったこともありません。

私はただ施術者として、患者さんやスポーツ選手の身体の状態を見抜くために、また私自身が身体の機能を実感するために、トレーニングをしています。一般の人と比べれば自分の心身に対する意識が高いといえるかもしれません。私はリハビリトレーニングをライフワークと定め、日々身体の機能が変化するさまを楽しんでいるのです。

おかげで、私自身は確実にステップアップしています。最近は、ダンサーや若いスポーツ選手からも、見た目にも足がきれいになってきている、足が締まってきた、などと変化を感じてもらえているようです。

これからも一〇〇パーセントの機能回復を目指し、自分の病気は自分が治すという攻めの姿勢でリハビリトレーニングに取り組み、続けていくつもりです。

第2章

回復する力のある「かしこい身体」をつくる

「回復力」とは何か

では、回復するというのはどのようなことなのでしょうか。回復の意味は、元のとおりになること、元通りにすること、などがあります。

心理学では、**人間には回復する力が備わっている**、ただしその力には個人差があり、「回復力の高い人」は「レジリエンスが高い」とされています。

この個人差は「身体の機能低下」の程度の違い、さらにいえば、「自分の心身に対する意識の高さ」の程度の違いです。これらが、「回復力の高さ」を決定づけていると私は考えています。

病理学では、

- 人間には再生能力が備わっており、病的に欠損した組織は細胞の増殖によって補われ、元通りに修復され、治癒する。
- 再生能力は一般に若いほど強く、加齢によって低下する。
- したがって、高齢者では皮膚の損傷や骨折が治癒しにくい。

と、されています。

しかし、私が病院に勤務していたときには、同じような損傷やケガでも、個人差があることを感じていました。おそらくその差は、今思えば「身体の機能低下」「自分の心身に対する意識の高さ」の程度の違いだったと考えられます。

あるとき、大腿骨《だいたいこつ》骨折により高齢の方が入院されました。大腿骨の骨折というと、高齢者の場合は治りにくいために、寝たきりになってしまうことに注意を要します。しかし、その方は病院でおこなうリハビリ以外にも「自分でリハビリしているんです」といってあちこち積極的に動き回り、あっという間に回復し退院されました。

「身体の機能低下」にも個人差がありますが、自分の病気は自分が治すという攻めの姿勢、「自分の心身に対する意識の高さ」の個人差は、治癒に大きく影響を与えるものだと思い知らされた出来事でした。

では、いかにして回復を促すか？

リハビリトレーニングは、本来あるべき状態へと回復するために機能回復訓練をおこないますが、**自分が自身の身体のリハビリトレーニングを「主導する」こと**は、機能回復訓練の方法以上に大切なことです。それは、回復するための原動力になるものです。前述の大腿骨の骨折からあっという間にリハビリを終え退院された方は、まさに自分が主導となっていました。このような人は、「回復力が高い人」といえます。

そこからさらに回復力を引き出すには、低下している身体の機能回復をおこなうこと、すなわちリハビリトレーニングの出番です。

身体の機能とは、特に骨・関節・筋肉などの運動器系、運動神経や感覚神経などの神経系、位置覚や運動覚などの感覚器系の働きを指します。

本書では、これらの器官の働きが悪い状態を「身体の機能低下」と呼び、その身体の機能を良好にすることにより、心身の不調に対して速やかに対処できる、つまりそれが、回復力を高めることだと考えています。

人間関係に絶望して気づいたこと

私は、人間関係に絶望したことがあります。詳しくは控えますが、そのような経験は、初めてのことでした。不思議なことに、胸の奥が苦しく、心ここにあらずとでもいうのでしょうか、自分の所在がはっきりしない、宙に浮いたような状態で日々過ごしていました。

そんなある日、街を歩いていると、突然、左足に力が入らなくなりました。もう一歩、左足を踏み出そうにも、コントロールがきかない。以前大変な思いをした「右下肢末梢神経麻痺」の記憶が脳裏をよぎり、私は怖くなってしゃがみこみました。しかしすぐさま、骨の位置、関節の方向をそろえ、足を整えることを試みました。すると、左足に神経なのか血液なのか、何かがすーっと心地よく流れ、おしりから足のつま先までがつながる感覚がありました。おそるおそる立ち上がり、左足に少しずつ体重をかけてみると、左足に力が戻っているのがわかりました。もう大丈夫という手応えを得て、左足をゆっくり一歩出すと、再び歩きはじめることができ、事なきを得たのです。

この体験は、**精神のバランスが崩れたことが身体に現れたもの**だったと理解しています。私自身、これほどの精神的なストレスを肉体に受けたのは、初めての経験でした。ライフワークとしてリハビリトレーニングを普段からおこなっている私でも、ストレスにより、知らず知らずに姿勢を崩し、身体の機能を低下させていました。しかし、**つねに戻れるポジションを身体で知っていたからこそ、身体の声（サイン）に耳を傾けて、身体の要求に対して速やかに対処することができたのです。**

本書でおこなうリハビリトレーニングは、まず身体が機能するために必要な、骨格位置を見つけ、訓練します。私には、身体の中で自分の骨格位置の指標ができあがっています。それが大きなストレスなどによって知らず知らずに姿勢を崩し、自分の骨格位置から外れてしまったとき、身体は症状を出現させることで私にそれを修正させようとしたのだと思います。私は、自分の骨格位置に戻るだけでよかったわけです。

五〇年生きてきて、あまりストレスを感じたことがなかったというと驚かれますが、私はこの経験から、ストレスから生じる負のエネルギーの怖さを知りました。そしてストレス社会といわれる今、多くの人が大なり小なりさまざまなストレスにさらされ、そのストレスによる負のエネルギーを身体に抱え込みながら、日々生活していることがよくわかりました。

自分へ戻れる場所をつくる

誰もが、さまざまなストレスのなかで生活しています。しかし、ストレスに抵抗してがんばればがんばるほど、つらさは増し、ストレスはさらに溜まってしまうでしょう。

私が大きな精神的ストレスを受けたとき、心ここにあらず、自分を感じることもできず、心が宙に浮いたような状態でした。この間の状態はとても不安定で、もろく、いまにも崩れ落ちてしまいそうでした。

しかし、私は崩れ落ちることはありませんでした。

それは**自分を「感じ」、自分へと戻れる場所**があったからです。リハビリトレーニングによって、私には、身体の中に自分の**骨格位置の指標**ができあがっていました。それこそが、私が自分を感じ、自分へ戻れる場所なのです。

たとえ、重力に押し潰されるように地球の中心に引き寄せられても、それとは反対の力が身体の中心から外に向かって働いています。自分の骨格位置へ戻る、戻る場所がはっきりわかるというのは、なんと心強いことか。自分を実感し安心できる場所。それは、ほとんどの人たちが持っていなかった場所です。しかしそれは、ストレス社会だからこそ、必要な場所だと考えています。

自力で回復できる「かしこい身体」

すでに述べてきたように、リハビリとは、身体の機能を回復する訓練のことをいいます。本書のリハビリトレーニングは、身体の一〇〇パーセントの機能回復を目指すものから、ケガの予防や身体の調整といった幅広い意味での身体づくりを目指しています。ですから、自分がトレーニングコーチとなって、自分の身体の機能の回復訓練をおこなってほしいと思います。

つまり、リハビリトレーニングは自分で治ることのできる身体をつくることを目的としています。それは、**自力で自然に回復する力のある「かしこい身体」をつくる**ということです。

施術者は、患者の外側から刺激を与えることができても、その内側（内面）に刺激を与えることはできません。内側の刺激を生み出すのは、そのひと自身にしかできないのです。その、自分自身が生み出す内側の刺激が、さまざまな心身の不調を回復させるための特効薬になるのです。

そして、特効薬をもっとも効果的に使うためには、自らが生み出した内側の刺激を、自らが感じ取ることが必要です。

自らが感じ取るということは、自らの感覚を目覚めさせるということになります。これはとても難しいことなのですが、この感覚を積み重ねていくことで、感覚は鋭くなり、身体は賢くなるのです。

自分の身体を所有するということ

私たちの身体は、いつも身近にあります。身近にあるそれが「自分の肉体である」ということは、誰も疑うことはないでしょう。

しかし、神経を損傷すると、それが支配している肉体は、「自分のものであって自分のものでない」はっきりしないモノに変わることがあります。

私たちがさまざまな環境の変化に適応して生きていくためには、環境の変化に対応して身体の機能を調節する仕組みが必要です。神経は、身体の外部環境や内部環境の変化に関する情報を脳へ伝えたり、情報を処理・統合したり、脳の情報を筋肉などに伝えたりして、身体の各器官の働きを調節します。

より詳しく見れば、神経系は、その機能の中心になる中枢神経系と中枢と身体の各部を連絡する末梢神経系に分類されます。中枢神経系は脳と脊髄からなります。末梢神経系は身体の運動や感覚をつかさどる体性神経系と、循環・呼吸・消化などの各種の自律機能をつかさどる自律神経系に分類されます。さらに体性神経系は、感覚神経と運動神経、自律神経系は内臓求心性神経、交感神経と副交感神経に分類されます。

自分の身体から、これらの情報が途絶えてしまったらどうなるのか。神経の損傷の程度にもよりますが、外部環境や内部環境の情報が途絶えてしまい、感じることも、動くこともなく「自分のものであって自分のものでない」、自分の肉体の形をした、ただの肉の塊と化すのです。言い方を変えると、「自分の身体はここにあるが、私はこの身体を所有していない」ということになります。

実は、神経を損傷するような大ケガではなくても、身体の機能が低下している状態では、確実にこの自分の身体を所有する感覚が鈍くなっています。もし、日頃、運動不足を感じていて、健康のために体操やウォーキングなどで何かしら身体を動かしたほうがよいだろうと思っているとしたら、その意識の奥では、身体を動かすことで自分を実感し、自分の身体の所有者でありたいと願う無意識の力が働いているのかもしれません。

また、身体がゆがんでいる、身体が硬い、身体が重く思うように動かせない、などと感じることがあります。これらが、自分の身体の所有感覚が薄らいでいるためのサインだと考えると、心身の不調や症状というのは、自分の身体の所有感覚が消えるのを食い止めるために、身体が声を大にして発しているサインだということになります。

そして、所有感覚が消滅するということは、身体の組織の一部分が生命をなくすことなのかもしれません。身体の「麻痺」がやがて「壊死」となり、最終的に「死」に至るプロセスは、そのことを示唆しています。

自己を所有する感覚（深部感覚）を目覚めさせる

ここまで「所有感覚」と述べてきましたが、もう少し難しい言葉ではそれは「**深部感覚**」とも言い換えられます。

これまでどおり「所有感覚」という言葉のまま説明したほうが読者の方は混乱しないと思うのですが、ここの説明は少しこみいった話も含みますので、一時的に「深部感覚」を使わせていただきます。

さて、深部感覚とは、自分の身体を所有する感覚、つまり、自分を感じる感覚です（またまたややこしいことに、深部感覚は「**固有感覚**（proprioception《プロプリオセプション》）」ともいわれます）。この感覚を発見したのはイギリスの生理学者であるサー・チャールズ・シェリントン（一八五七―一九五二）です。

深部感覚というのは、目を閉じた状態でも手足の位置や曲がりぐあい、その動きを感じることができる感覚です。皮下、筋肉、腱、筋膜、骨膜、関節などに受容器があります。受容器（固有感覚受容器 proprioceptor）とは、身体の内部の刺激を感知する細胞や器官のことで、筋紡錘《きんぼうすい》、腱紡錘《けんぼうすい》、ルフィニ小体、パチニ小体などがあります（これは覚えていただかなくてかまいません）。

深部感覚には、主に「位置覚《かく》」、「運動覚」、「重量覚」などがあります。

私たちは、目を閉じていても四肢や身体の各部位の位置関係がわかる位置覚、関節の動きがわかる運動覚、物をもってその重さがわかる重量覚のおかげで自分の身体を所有することができるのです。

私たちは、身体の内部の刺激を受け取り（受容器）、その刺激の情報を中枢で処理・統合したり、脳の情報を筋肉などに伝えたりして知覚することができます。これに加えて、皮膚が関節の動きにつられて伸びたり、縮んだりすることによって、皮下にある受容器が働きます。

つまり、深部感覚は、**自らが動くことによって生じる、身体の内部の刺激を感じ取る感覚**なのです。

失ってみて初めてわかる感覚

しかし、深部感覚は身体の位置、緊張、動きを無意識のうちに自動的に調節する感覚ですから、そもそもが意識されない感覚の流れであり、意識にのぼらない感覚ともいえます。実際、私自身も病気によって深部感覚を失ってみて初めて「深部感覚の存在」を実感することができました。そして、身体が回復して病気を克服することによって、深部感覚が目覚めるまでの過程を経験しました。それは、失っていた感覚を取り戻して初めてその全貌を知ることができる感覚なのかもしれません。

ですから、私は機能回復・動作改善指導をおこなう際に、この感覚について人に伝えることの難しさを痛感しています。私の機能回復・動作改善指導を受ける人たちは、程度は異なりますが、身体の機能が低下し、深部感覚が鈍くなっている状態で、その感覚を理解できないといいます。深部感覚を理解するためにまず必要なことは、「この感覚は、自らが動くことによって生じる身体の内部の刺激を感じ取ることでしか目覚めない」ことを理解することです。ですから、自分が自分自身の身体のリハビリトレーニングを主導することが深部感覚を目覚めさせるためには必要なのです。

自己を実感できる骨格ポジションをつくる

先ほども述べたように、深部感覚の受容器（固有感覚受容器）は、皮下、筋肉、腱、筋膜、骨膜、関節などに広く分布しています。深部感覚を目覚めさせるためには、これらの受容器が、身体の内部の刺激を敏感に感知できる状態にあることが必要です。それは、骨、関節、筋肉などの器官がもっとも機能を発揮できる身体の状態でもあります。

骨には身体を支える役割、関節には重心を運ぶ役割、筋肉には骨格位置を調節する役割があります。機能的な身体というのは、これらの各器官が無理なく役割を果たすことができる、というのがもっとも重要だといえるのではないでしょうか。

たとえば、立っているだけ、座っているだけなのに疲れる、と訴える人がいます。これは、身体の各器官が無理な役割を担っているために引き起こされた身体の状態と考えられます。

立つ・座るというのは、本来ならば骨が身体を支え、筋肉は骨格位置を調節しながら必要最小限の筋力で身体を保持する程度にしか機能を使う必要がなく、疲れるようなことはないはずです。たとえば、身体を支える骨格が傾いた状態は身体にとって不安定で、筋肉は、身体を支えるという機能も負担することになります。骨格の崩れの程度の分だけ、筋肉は無理な役割を強いられているのです。この状態では深部感覚が目覚めるどころではなく、その先、さらに身体は無理を強いられ、本来の機能が低下していくおそれが高まります。

リハビリトレーニングでは、身体がもっとも機能する状態へ骨格ポジションをつくっていきます。これは、骨、関節、筋肉などの器官がもっとも機能を発揮できるポジションであり、身体に広く分布する深部感覚の受容器の感知性能がよい状態になるポジションでもあります。つまり、このリハビリトレーニングでは、**自己を実感できる骨格ポジション**を目指すのです。そして、現在の骨格ポジションよりも身体がもっとも機能する状態へ骨格ポジションをつくっていくことによって、身体の機能を回復することになるのです。

この深部感覚についてさらに詳しく知りたい方は、拙著『「深部感覚」から身体がよみがえる！』をご覧ください。

最適な骨格ポジションとは

では、身体の機能を回復していくためには、どのような姿勢が適切な骨格位置なのでしょうか。

臨床において姿勢の指標になるのは、「解剖学的肢位《しい》」という立ち姿勢です。

解剖学的肢位は、人体の解剖学的自然位ともいわれ、直立して両足のかかとをつけ、つま先を軽く開いて、両腕を下に垂らし、手のひらを前方に向けた状態をいいます。身体および身体各部の位置と方向を一定に示すために決まった用語が用いられ、基準となる肢位を設けているのです。

しかし、解剖学的肢位は、解剖という字のとおり、亡くなられた方のご遺体が基準になっていますので、それをそのまま**生きている人に当てはめることはできない**と私は考えています。なぜなら、生きている人は、直立した〝不動の〟状態にあっても、**つねに動いているから**です。

たとえば、一般的なよい姿勢として、壁にかかと、背中、頭をつけて一直線上にそろえた姿勢が紹介されますが、これは、おそらく解剖学的肢位が基準になっているのだと思います。その姿勢は、見る角度を変えれば亡くなった方のご遺体が仰向けに横たわっている姿勢を想像してしまいますし、私からすれば窮屈で、動きやすい姿勢とはとてもいえません。

それに対して私は、身体の機能を回復していくために、「**機能的肢位**《きのうてきしい》」というリハビリトレーニングのための基準を設けています。それはまさに、**今この瞬間を生きていて、つねに動き続けている身体を意識した、自らの足で地面に立って、動ける姿勢**です。

機能的肢位では両大腿骨を垂直に立てて足の裏全体で「接地《せっち》」（のちほど説明します）し、両腕の骨を身体の側面に添って垂直に垂らし、鼻から大きく空気を吸い込むことができる頭の位置で立ちます。そして、次の一歩がすぐに出る状態を機能的肢位といいます。

大切なことは、その姿勢が**安定していて強いこと、そして次の動作にすぐに移ることができること**です。本書のリハビリトレーニングは、この機能的肢位を基準に、身体がもっとも機能する状態へ骨格ポジションをつくっていきます。

自分の身体を所有し、コントロールできるようにする

私たちの身体は、機能が低下していくとともに、所有感覚も薄れていきます。生まれた瞬間から死に向かっていると考えるならば、これも生命の自然の流れなのかもしれません。

しかし、身体の機能低下の状態というのは、同じ年代でも個人差があります。この個人差について対策を講じることで、もっと快適に自分らしく日常生活を営んでいくことができると私は信じています。

「私は自分の身体の所有者なのか」

私たちは、身体が思うように動かないと感じると、加齢のせい、体力が低下したせい、あるいは運動不足のせいで筋力が弱ったのではないか、などとあれこれ思いをめぐらせます。

アクシデント（交通事故、不慮の事故など）による大ケガや、重篤な病気（悪性腫瘍、感染症など）については、確実に専門の医療機関の助けが必要です。

しかし、医療機関にかかっても原因のはっきりしない不定愁訴や、心身に現れる、繰り返して止まない不調などは、自分の身体なのに、身体を所有していない、自分の身体のことがわからない状態だといえます。

実は、私たちの身体は、**自分が身体の所有者であるからこそ、自由にコントロールすることができる**のです。逆にいえば、自分が身体を所有していなければ、自分の身体を自由にコントロールすることはできません。

身体動作に長《た》けている人は、一般の人が真似をしたくてもできないような演技や競技の動きをすることができます。それは、一般の人に比べ身体の所有感覚が明確で、そこからさらに、競技や演技の動きを繰り返し練習し、磨き上げているためです。ですから、所有感覚の鈍った一般の人が、その動きを真似ようとしても、身体を自由にコントロールできず、質が異なる動きにしかならないのは、仕方がないことなのです。

身体の機能を回復するには、リハビリトレーニングを通じて、深部（所有）感覚を目覚めさせ、自己を実感できる骨格ポジションをつくる必要があります。そして、自分の身体を所有し、自分の身体をコントロールできるようにしていくのです。

第3章 リハビリトレーニングの基本

身体はつねに重力を受けている

地球上の物体には、すべてのものに地球の中心に向かう重力が作用しています。人が地上に立つということは、**重力の方向とは反対の、地面から離れる方向へ身体を位置し、重力を受ける行動**です。しかし、私たちにとっても身近な重力とは、まだその働きが解明されてない謎の力でもあります。

宇宙飛行士は、宇宙空間で重力のない世界を体験します。無重力状態では、重力による骨への物理的な刺激がなくなってしまうために、骨からカルシウムが溶け出して骨密度が低下してしまうそうです。また、無重力では両足で大地を踏みしめなくともふわふわと移動できてしまうために、重力から解放された筋肉からはタンパク質が溶け出し、みるみる筋力が低下していくともいわれています。無重力の世界に行くとまるで急速に老化してしまうかのようです。

そのために宇宙飛行士は毎日欠かさずに運動に励むことによって骨や筋力を維持しようとしているのです。地球上でも寝たきりになったり、骨折でギブス固定をしたりして身体に刺激が加わらない状態が続くと、骨密度の低下、筋力低下が起こるのも、これに似ています。

重力は、このような宇宙飛行士の体験から、私たち人類にとってもっとも身近な、欠かせないものだということがわかります。とはいえ、重力を意識して生活している人はあまりいないのではないのでしょうか。（その点、女性は、体型の崩れに関しては「重力に負けた」などと表現しますから、男性よりも敏感なのかもしれません。）

重心と身体の構造（つくり）の関係

そもそも、人が運動するというのはどういうことなのでしょうか？

私は、「運動とは重心の移動である」と定義しています。そして、**人が快適に運動・動作をおこなえるようにすることは、重心の移動を円滑にするということ**です。

物理学では、物体の各部に働く重力を、ただ一つの力で代表させるとき、それが作用する点を「物体の重心」といいます。そして、重心から地球の中心に向かう仮想の線は「重心線」といいます。

人が動くと、この重心が運動方向へ移動します。それは、外観から判断するのは難しいですが、モーションキャプチャー装置などを使って重心計測をすることで、視覚的に確認することができます。

通常、立っている状態の人の重心は、お腹あたり（骨盤内）にあります。重心が移動すると、お腹あたりにある重心は運動方向へ軌道を描きます。動作がなめらかな人は、重心も運動方向へなめらかな軌道を描きますが、逆に動作がぎこちない人は、重心が運動方向に逆らうように乱れた軌道を描きます。

この重心は、全身の骨格の位置関係によって決まり、骨格の位置関係の変化により、重心の位置も変化します。

たとえば、立っている状態のときお腹あたりにある重心は、手を前に出すと前方へ移動し、身体の外へと、その位置が変化します。ですから、**骨格位置で重心位置が決まる**といえます。

重心が円滑に移動して快適な動作をおこなえるようにするためには、骨、関節、筋肉などの身体の各器官が、それぞれの役割を十分に果たせる骨格位置にあることが必要です。それは、重力を無理なく受けるための骨格位置である、ともいえます。

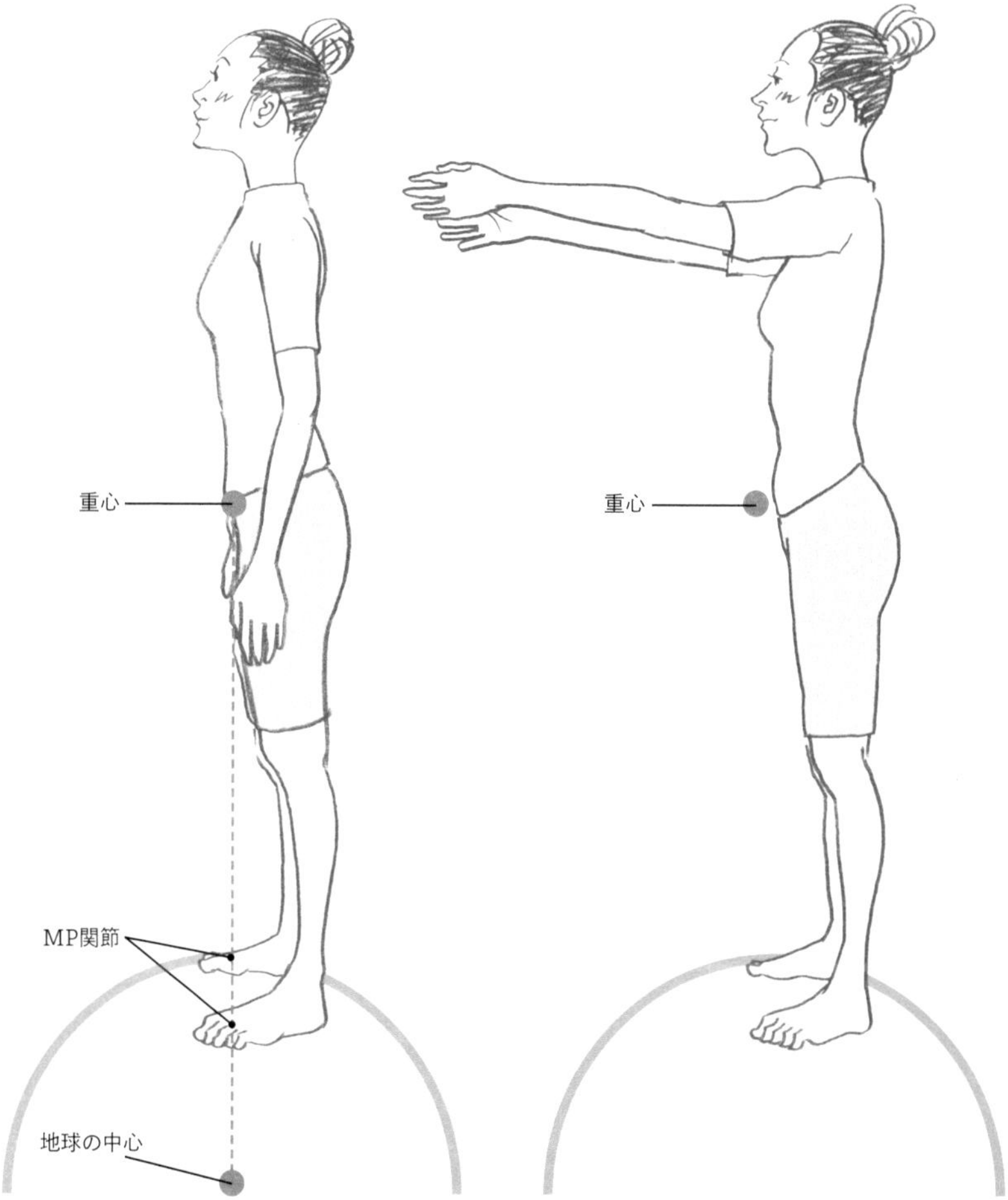
重心
重心
MP関節
地球の中心

どんな身体（姿勢）を目指せばよいか

リハビリトレーニングは、重心移動を円滑にすることで快適な動作をおこなえる身体づくりを目指します。その際の姿勢の基準となるのは、機能的肢位です。

その姿勢の条件は「**安定**」「**強い**」「**すぐに動ける**」の三つの要素を兼ね備えていること。

このうち、どれか一つ欠けたとしても、機能的肢位とはいえません。

ひとつずつ見ていきましょう。

1　「安定」

機能的肢位を実現するための一つ目の要素は「安定」です。安定というのはどういう状態にあるということでしょうか。それは、外側から力が加わったときにも、元の状態を保てる、あるいは状態が変化しても、元の状態や位置に戻れることです。

姿勢は「支持基底面《しじきていめん》」が広いほど安定します。支持基底面というのは、二本の足で立ったときに両足の足底面《そくていめん》（足の裏のこと）とその間の部分を合わせた面積のことです。当然、片足で立つより、両足で立つほうが安定します。そして両足を密着させて立つよりも、両足を肩

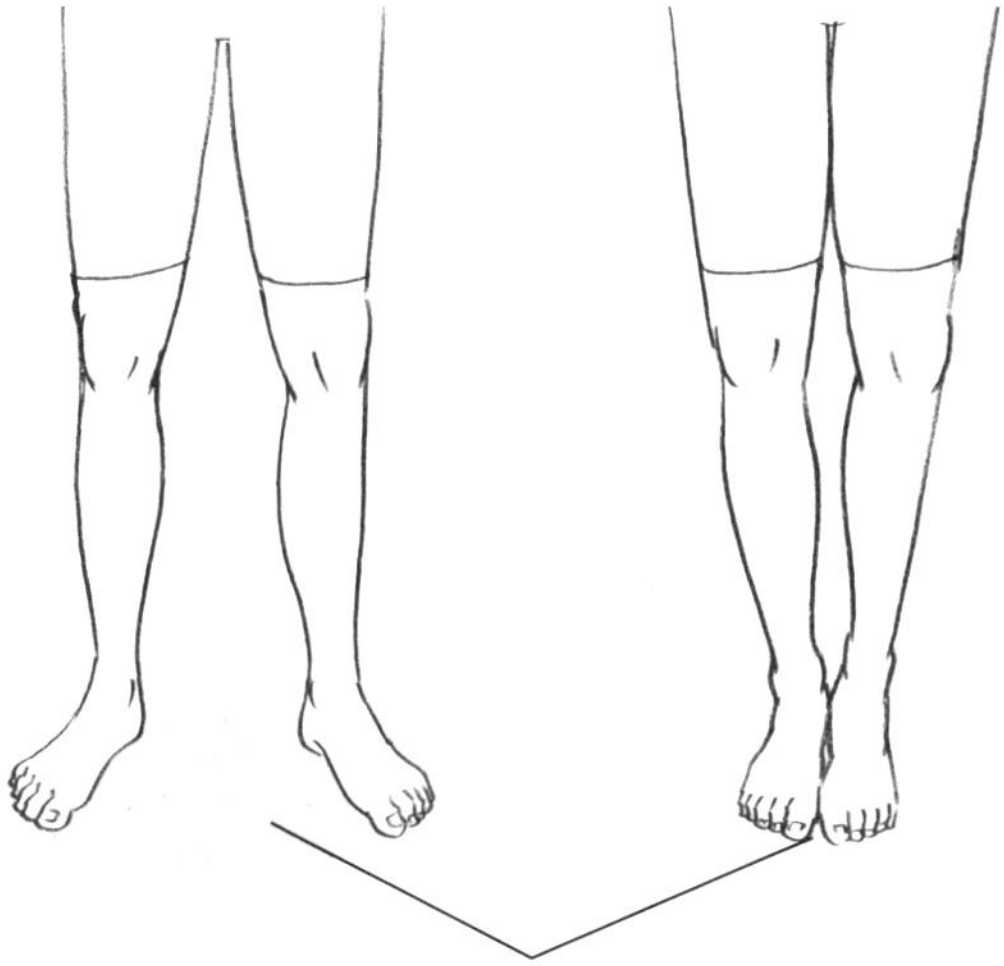

支持基底面

幅ほどに離して立つほうが安定します。四つ這いや正座をしたときは、さらに支持基底面が広くなり、安定性が増します。

足底面は、足裏全体で床と接触しなければなりません。足裏全体というのは、足のアーチ（土踏まず）の形を保ちながら、足の指先からかかとまでの、足裏が床に接触している状態を指します。これは、足裏のスタンプ（足跡）をイメージすると、わかりやすいかもしれません。

足指やかかとが浮いた状態、親指のつけ根に体重が集中した状態などは、足と床との接触面積が狭くなりますので、支持基底面積も狭くなります。**姿勢は、足底面が広いほど支持基底面積が広くなり、安定します。**

2 「強い」

ふたつ目は、「強い」です。強い姿勢、それは、耐える力ともいえるかもしれません。たとえばニワトリの卵は、壊れやすいものの代表のようなイメージがありますが、実はあの卵の形は、楕円系の縦方向にかかる力にはとても強い形とされています。実際、トンネルや橋の構造にも、卵型が採用されています。つまり、**外部からの衝撃や圧力に対して、強い、**というのが、ここでいう「強い」です。

骨の役割は、身体を支える、運動の支点になる、内臓器の保護、カルシウムやリンなどの貯蔵、造血などさまざまです。

成人の骨格は主に、胸部、腹部、骨盤などの体幹骨《たいかんこつ》と、手足の四肢骨《ししこつ》をあわせて二〇六個の骨から成ります。また骨はその形によって、長管骨《ちょうかんこつ》、短骨《たんこつ》、扁平骨《へんぺいこつ》、不規則骨《ふきそくこつ》に分けられます。これら数多くの形の異なる骨によって骨格は構成されます。

私たちの身体には日々、身体の各部に重力が働きますので、骨格は、骨の素材がもつ強度を十分に発揮できる位置にあることが欠かせません。

たとえば、ひざから下のすねの骨は、床に接地する足根骨《そっこんこつ》の上に垂直に立って、膝《ひざ》関節で大腿骨（太ももの骨）とつながり、身体を支えます。

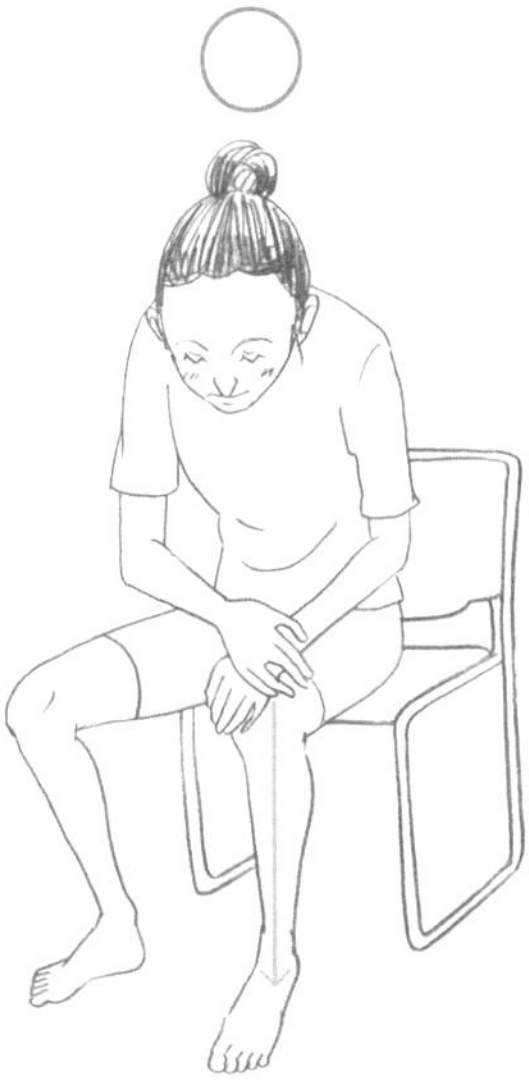

垂直の力に対し
強さを発揮できる位置

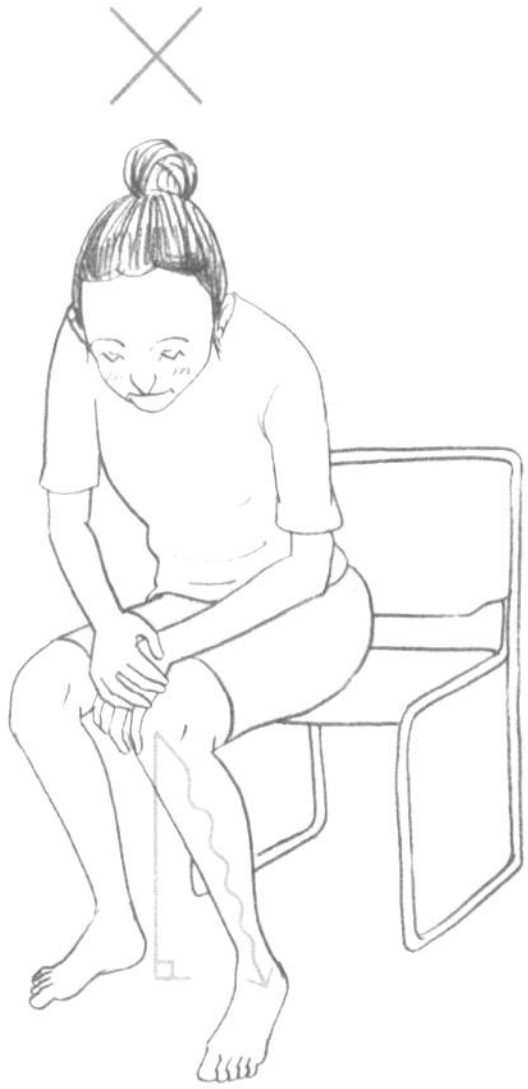

強さを発揮できない位置

このすねの骨は、長軸に対して垂直に力がかかる位置にめっぽう強くできています。

つまり、それが骨の強度を十分に発揮できる「位置」です。逆に、すねの位置が傾いていると、剪断《せんだん》の力（切り裂く力）がかかり、強度を発揮することができません。

このように身体の各部の骨には、**それぞれに強度を発揮する最適な位置がある**のです。

3　「すぐに動ける」

姿勢は「安定」して「強い」こと、そして、「ただちに次の動作へ移ることができる」状態にあることが重要です。

すぐに動ける、ただちに次の動作へ移ることができる、というのは、野生動物が敵に狙われていると**感じた瞬間に動き出す動作に移ることができるような状態**のことです。

逆のたとえでは、ソファに深く身体を沈めてのんびりしている状態を思い浮かべてください。少し離れたところで携帯電話が鳴りました。あなたは立ち上がろうとしますが、そのとき、「よっこらしょ」と、立ち上がるまでのあいだに、ワンクッション、余分な〝間〟あるいは〝動作〟（立ち上がるために座面に手をつくなど）が挟まりませんか？　そういった余分な間や動作が必要な状態は、すぐに動ける姿勢ではありません。

機能的肢位は、支持基底面積が広く、骨の強度を発揮できる骨格、そしてただちに次の動作へ移ることができる姿勢です。支持基底面が狭いと不安定で、骨の強度を発揮しにくい状態になります。それは身体に力みや緊張がある状態の姿勢となり、ただちに次の動作へ移ることができません。ゆがんだ姿勢が、すぐに動けない身体の状態を招いてしまうのです。

人の身体はさまざまな形の骨、筋肉、関節で骨格を構成し、複雑な運動を可能にしています。機能的肢位は、骨、筋肉、関節がそれぞれの機能を十分に発揮することができる骨格位置であり、それがすぐに動ける姿勢なのです。

立った姿勢からの動き出しのみならず、中腰、座位、しゃがむ、正座、あぐら、開脚、長座（足を伸ばして座ること）、四つ這い……など、**いかなる姿勢においても「安定」していて「強い」こと、そして、「ただちに次の動作へ移ることができる」**状態にあることが重要です。また、身体は**柔軟で、可動範囲が広いほど快適な動作をおこなうことができます。**つまり、よく動かせる、ということです。

ただし、広い可動範囲というのは、ただ単に身体がやわらかい、ということではありません。身体の各パーツを所有し、それをコントロールできるという意味での可動範囲です。

身体はやわらかいけれども、姿勢が不安定、弱い、すぐに動けない、という人がいます。これでは、身体を思いのままコントロールし、快適な動作をおこなうことはできません。機能的肢位を基準にし、安定・強い・すぐに動ける骨格位置を目指すことが大切です。

足の接地＝身体の土台――身体の土台をレベルアップする

リハビリトレーニングでは、動作の際に生じる、一歩一歩の**強い圧力や衝撃を分散できる足づくり**を心がけています。これは、動作の際に生じる衝撃を、身体にダメージとして蓄積させないためです。そして、足はまさに**身体の土台**として身体を安定して支えることが、不調なく、快適な動作をおこなえるようにするために重要です。

また、足の指先はまるでセンサーのように、感覚に優れ、敏感です。自分がどのような姿勢で立っているのかを、足の指先で知ることができます。

足の指先が地面から浮いてしまい、かかとで身体を支えているときは、〝後重心〟の姿勢です。かかとが地面から浮き、足の指先で身体を支えているときは、〝前重心〟の姿勢です。足の指先が地面に触れて、かかとまでの足裏全体で身体を支えているときは、〝中間重心〟の姿勢です。リハビリトレーニングでは、この**中間重心の姿勢を基準**とします。

足の状態が全身に影響する

しかし、足の指先が地面に触れており、足裏全体で身体を支えているつもりでも、実際に

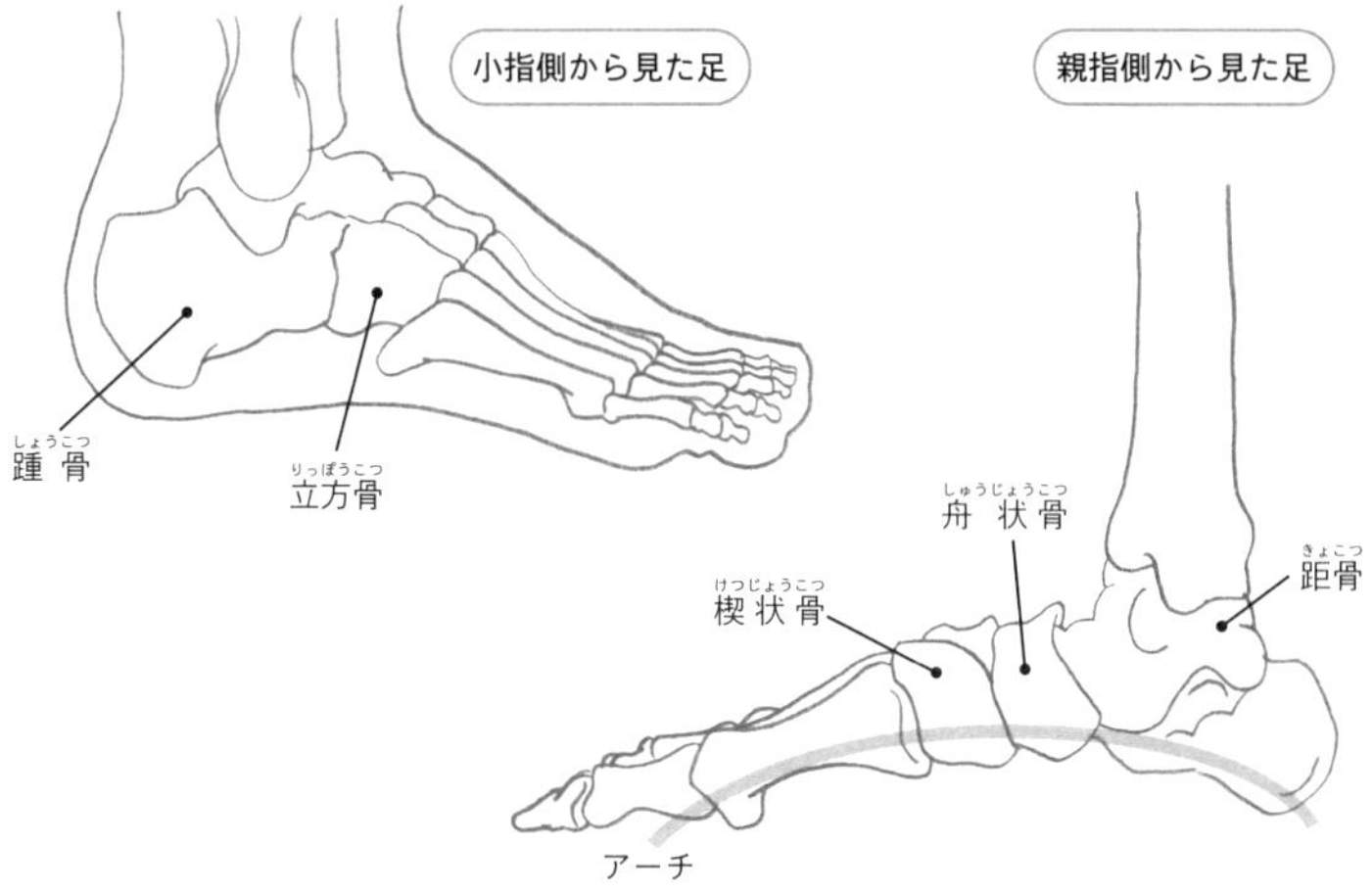

は足の小指や薬指が浮いているということがよくあります。これは、感覚が鈍くなっていて、自分の身体を実感できなくなっているのです。

足の指は、自分の姿勢を知るセンサーであるとともに、私たちが地上で生活を営んでいくために必要な、地面の形、硬さ、障害物など足元の情報を知るためのセンサーでもあるのです。

普段、**使わない感覚はどんどん鈍くなっていきます。**すると、何でもないところでつまずいたり、タンスの角に足の小指をぶつけるなど、思いもよらないアクシデントに見舞われることになります。

足の構造は、親指側と小指側で役割が違います。足の小指・薬指の骨は、立方骨《りっぽうこつ》、踵骨《しょうこつ》とつながり、身体を支えます。足の親指・人差し指・中指は、楔状骨《けつじょうこつ》、舟状骨《しゅうじょうこつ》、距骨《きょこつ》につなが

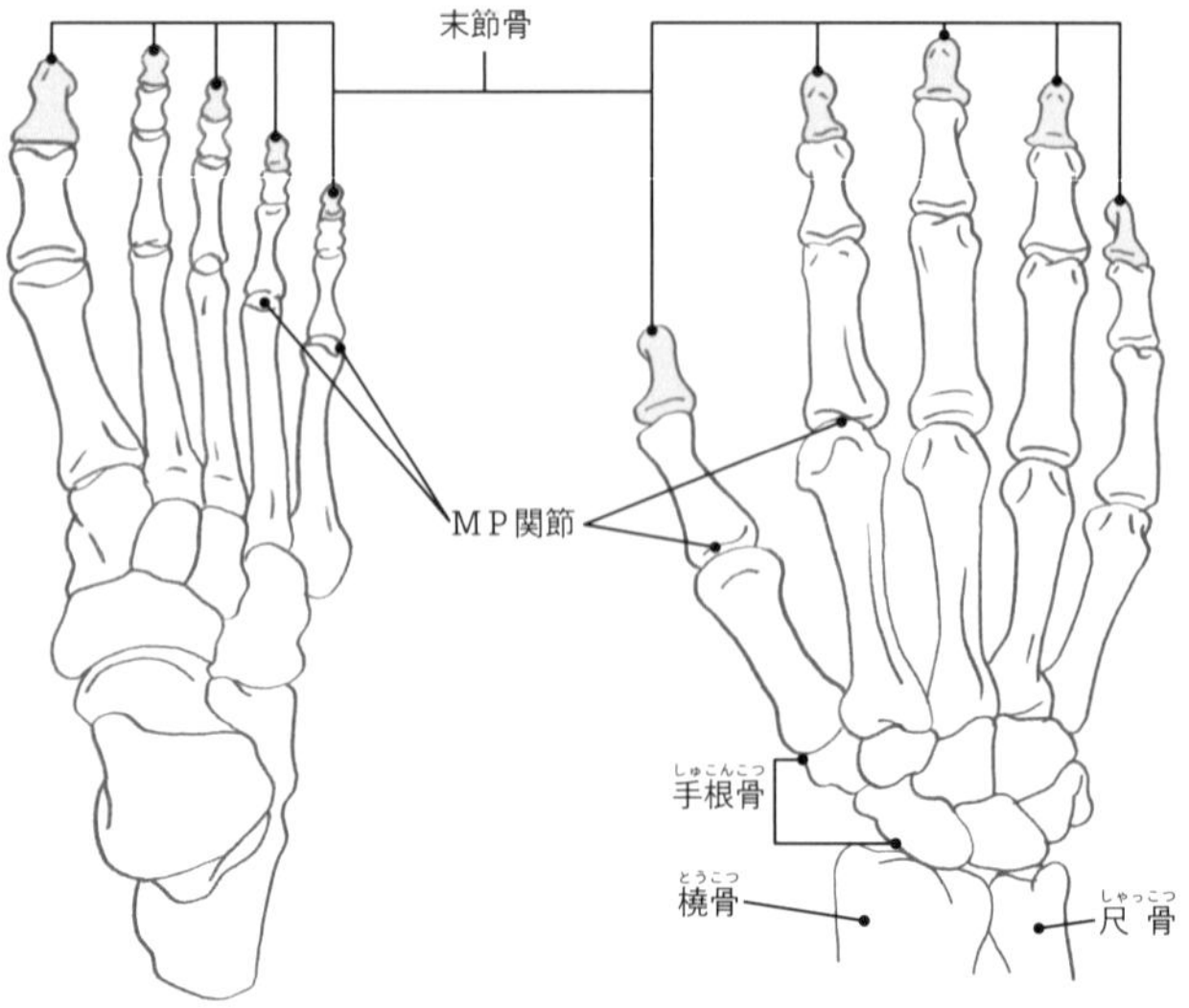

り、足のアーチを形成し、動作の際の衝撃をやわらげます。足裏全体が地面に接地して身体を支えるというのは、足のアーチを備えていなければなりません。

しかし、感覚が鈍くなると、足の裏でどのように身体を支えているのかもわからなくなって、外反母趾や偏平足などの状態を引き起こすまで足の構造を崩してしまいます。

たかが足、などと思わないでください。この**身体の土台である足の状態が、全身に影響を及ぼしているのです。**

足の小指側が地面から浮いた状態で身体を支えていると、足のアーチをつぶしていることになります。足のアーチは、土踏まずともいいます。足のアーチは、動作の際に生じる衝撃をやわらげるための構造になっています。足のアー

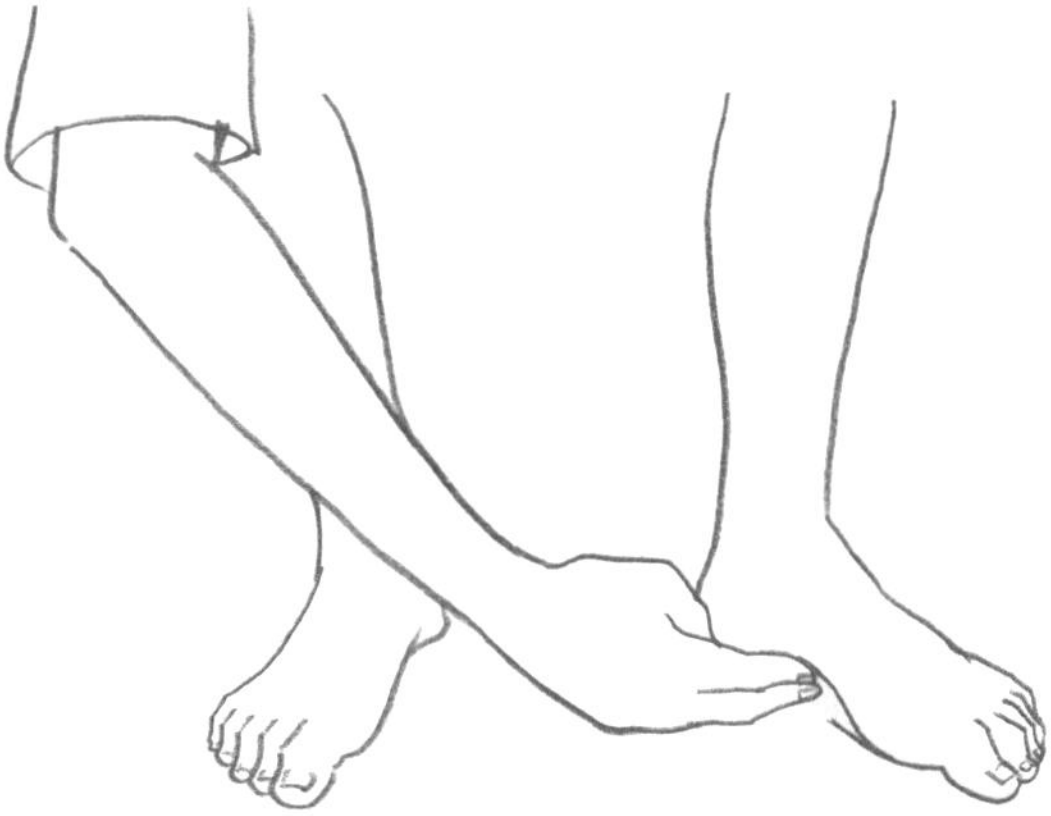

土踏まずの確認方法
指２本分くらいの空間（アーチ）が
あることが望ましい

チは、「土踏まず」という名前のとおり、本来、踏みつぶしてはいけない足の構造なのです。外反母趾などの変形した足は、土踏まずが潰れていて、動作の際に生じる衝撃をやわらげることができず、足の構造を崩してしまった状態だといえます。

さらに、足の裏、特に土踏まずのあたりには、神経や血管などの身体に重要な器官が集まっています。土踏まずを踏みつぶすと、これらの神経や血管などを圧迫することになります。

第二の心臓

足は感覚や運動に作用するばかりではありません。足は「第二の心臓」ともいわれます。血液は、心臓から全身へめぐっていますが、足は、ふくらはぎの筋肉の収縮と弛緩により、足から心臓へ血液を循環させているのです（筋肉ポンプ）。

リハビリトレーニングでは、足指を握り込んで、足の関節の可動域を増やし、足の指の筋肉を使えるようにしていきますが、多くの人は、思うように足の指を握り込むことができません。

足の指を曲げるための筋肉は、足の裏、ふくらはぎの深層にあります。これらの筋肉は、心臓から全身へめぐらせた血液を、ポンプのごとく、足から心臓へと戻すのに重要な器官です。

足の指をしっかり握り込めないということは、これらの筋肉を十分に機能させることができず、血液循環に負担をかけてしまうおそれもあるということです。ですから、土踏まず・足のアーチをキープして、足裏全体で接地できる足をつくることはとても大切なのです。

ダメージ分散の砦

足は、歩く、走るなどの動作を受けて、一歩一歩の強い圧を、足裏全体で分散します。何気ない動作であっても、その際に生じる衝撃は想像以上に強烈です。しかし、足の感覚が鈍くなっていて、この衝撃をやわらげることができないままに動き続けていると、身体にダメージとして蓄積されます。そして、知らないうちに足や腰が悲鳴をあげ、身体が不調におちいるのです。

この症状や痛みというサインが、何を知らせようとしているものなのか、身体の声を聞き取り、身体の要求に対して速やかに対処することができればよいのですが、足をはじめ、身体の機能が著しく低下していては、なすすべがありません。

見た目にも現れるサイン

身体のサインは、**痛みや違和感などの感覚的な症状ばかりでなく、体表面（皮膚）で確認できるものもあります。**

たとえば、足の裏の皮膚が硬くなってタコになっている場合は、足裏全体で接地ができていないことが考えられます。足の裏の一部分に圧を集中させて接地しているために、皮膚が硬く盛り上がってしまうのです。

このように、足の裏のタコ、魚の目、かかとのガサガサなどの皮膚の変化は、接地が不安定で、動作の際の衝撃をやわらげることができていない可能性が考えられます。

動作の際の衝撃がダメージとして蓄積し、つもりつもって症状や痛みのサインに発展する場合が少なくありません。健康な足は血色がよく、本来、足の裏は赤ちゃんの肌のようにやわらかいものです。重要な身体のサインを見落とさないことが大切です。

足のツメにもサインが現れます。足裏全体で接地ができていれば、ツメは適度な刺激を受け、ピンク色で血色がよく、弾力性があります。しかし、たとえば足の小指が浮いた状態で接地をしていると、小指のツメが小さくなったり、消失したりすることがあります。これは、身体が〝使わない〟足の小指を、必要のないモノと見なしていることの現れかもしれません。

五本の足の指をきちんと地面と接触させて、その感覚を失わないことが大切です。

リハビリトレーニングでは、身体の機能を回復していく上で、**身体の土台である足の感覚を回復すること**を最優先事項のひとつにしています。

手＝上半身の要——上半身の要をレベルアップする

もうひとつの最優先事項として、リハビリトレーニングでは、適切な力加減で作業ができる手づくりを心がけています。これは、作業の際に必要以上の力を使って身体に負担をかけないようにするためです。そして、**手は手指から腕、体幹へとつながり、上半身の姿勢が崩れないように保持するパーツ**として重要です。

手は、道具を扱う、物に触れる、物を運ぶ、指先で細かな作業をするなど、巧緻性に優れています。また、身体を支えるという場面でも手を使います。普段、もっとも身近で多様な仕事に関わっているように思うためか、自分の手の動きや感覚の程度など、気に留めることもないかもしれません。

クラシックバレエ、社交ダンスなどのダンサーは、手の指先まで意識して表現します。そのようなダンサーや、舞踊を趣味にされている方なら、自分の手の動きや感覚などを普段から意識されていると思います。

しかし、身体の各パーツを所有していなければ、意識だけでは身体はコントロールできません。実際に手の指先から腕、体幹へつながりをもち、機能を発揮できる状態にあって初めて、さまざまな踊りの振付などへも応用させて、コントロールが可能になるということです。これは、踊りに限ったことではなく、他のスポーツや武道でもいえることです。

身体の機能を発揮できる状態にある人と、その状態にない人とでは、**同じ練習をしても、上達の速度も、実現できる動きや表現の可能性も違ってきます。**これは、個人差ということになりますが、リハビリトレーニングでは、それを身体の機能低下の程度の違いとして考えています。

このことは、考え方次第では、朗報ともいえるかもしれません。なぜなら、持って生まれた能力や才能などではなく、身体機能を回復する方向に努力すれば、技能や表現の上達、向上につながる道が開けるということも示唆しているからです。

おろそかになりがちなパーツ

指先は、感覚が敏感で、細かな作業をするのに優れています。しかし、ツメを伸ばしておくと、この感覚が敏感な指先は使えないということになります。

ツメといえば、女性に人気のネイルですが、ファッションとして指先まで気にかけるのはとてもよいことだと思います。ただ、ネイルをしていると、指の使い方に無理が生じることがあります。ツメが長いため作業の際には指先のかわりに指の腹をうまく使うのはよいとしても、そのような使い方を続けていると、指の関節を曲げる感覚が鈍り、腱鞘炎や肩こりになりやすく、巻肩や、姿勢を崩すことに発展しやすくなっていきます。

姿勢の崩れは、当然全身のスタイルに影響を及ぼしますので、トータルファッションとして考えたときにはどうなのかと、心配になります。

手は指先（末端）からしっかりと使うことが望ましいのです。

表面に現れるサインとして意外と多いのが、指先の乾燥です。指先がぱっくり割れてしまっている方も見られます。指先を使っているつもりでも、手の機能を発揮できる状態にないと、指先まで使えていることにはなりません。動きのないところは血行が悪く、乾燥もしやすくなります。ツメや肌などは気にして念入りにお手入れされても、手の動きや感覚についてはあまり気に留めることがないためか、実際には、手の機能低下が著しく進んでいることがよくあります。外側からの手入れ以上に、内側にも気を配られることが大切ではないでしょうか。むしろ、そのほうが近道かもしれません。

拳をつくれるかどうか

理想の手を目指して、リハビリトレーニングでは、拳《こぶし》（グー）をつくれるようにしていきます。

意外に思われるかもしれませんが、しっかりと手を握り込める人は実は少ないのです。指を関節のなりに曲げて手をコンパクトな拳（グー）にします。そのとき、握り込んだ拳の小指のツメが見えないこと、握り込んだ親指以外の四本の指がそろっていることが目安です。

しかし実際に手を握り込んでみると、小指のツメが見えていたり、人差し指を関節のなりに曲げることができずに飛び出ていたりと、人によって機能低下の程度はさまざまです。

指の関節が変形していて曲げることができないという人もいます。変形する原因はいろいろあります。

その一つとして、突き指などのケガをそのままにしていたことが考えられます。誰でも痛みのある期間は患部を動かさないように注意しますが、そのうちに痛みが治まってくると、治ったと思い、再び動かしはじめます。しかし、実際に関節の動きが元の状態まで回復していないと、**損なわれた機能をカバーしようと、別のところに無理な力や動きが生まれます。**そういった偏った使い方は、機能を低下させます。ですから、ケガや不調は、できる限り完治させることが肝心です。

上半身の姿勢の要

最近、電車に乗っていると、ほとんどの乗客がスマホを眺めたり、操作しています。その際の姿勢にも、大きな個人差があります。スマホをしっかり固定して両親指で軽快に文字を打っている人、長いツメをネイルで飾り、人差し指の腹を使って文字を打っている人など……。

私などは未だに文字入力がおぼつきませんが、両脇を締めて、スマホをしっかり固定することだけは心がけています。それは、立っていても座っていても、脇が空いた状態でスマホを操作すると、姿勢が崩れやすいからです。指の腹を使って操作している人を見ると、小指や薬指をピンと反《そ》らし、脇が空いていることが多いです。姿勢を安定させておかないと、肩や首に負担がかかります。

手は、手指から腕、体幹へとつながり、**上半身の姿勢が崩れないように保持するパーツ**です。上腕が体幹に沿うような姿勢を習慣にすると、姿勢を保ちやすく、手作業がやりやすくなります。

目安は、ひじです。ひじが外に向くと脇が空いて姿勢が崩れやすくなります。**ひじは、後、下、前の向きにあるときが、姿勢を保ちやすい位置**です。

また、足元にある荷物を持ち上げるときは、手の小指から荷物を持ち上げるようにすると、ひじが外に向かず、姿勢を保ちやすく作業がしやすくなります。逆に、親指から荷物を持ち上げようとするとひじが外に向きやすくなり、姿勢が崩れやすく、腕ばかり力が集中して作業がやりにくくなります。つまり、荷物を持ち上げるのに、余分な力が必要になります。手の親指と人差し指は、細かな作業をするのに向いていて、小指は力作業や姿勢を保つのに重要です。

手は他にもさまざまな役割を担っています。たとえば、玄関で靴を履くとき、壁に手をついてちょっと身体を支えるなど、手が支えに加わることで、支持基底面積が大きくなり、身体を安定して保持することができます。また、一輪車に乗るときは、手を広げると重心をコントロールしやすくなり、バランスがとりやすくなります。このように**手は、多様な仕事を担う優れた重要なパーツ**なのです。

リハビリトレーニングでは、手の指先の感覚、運動を回復し、手が上半身の要としての機能を発揮できるようにします。

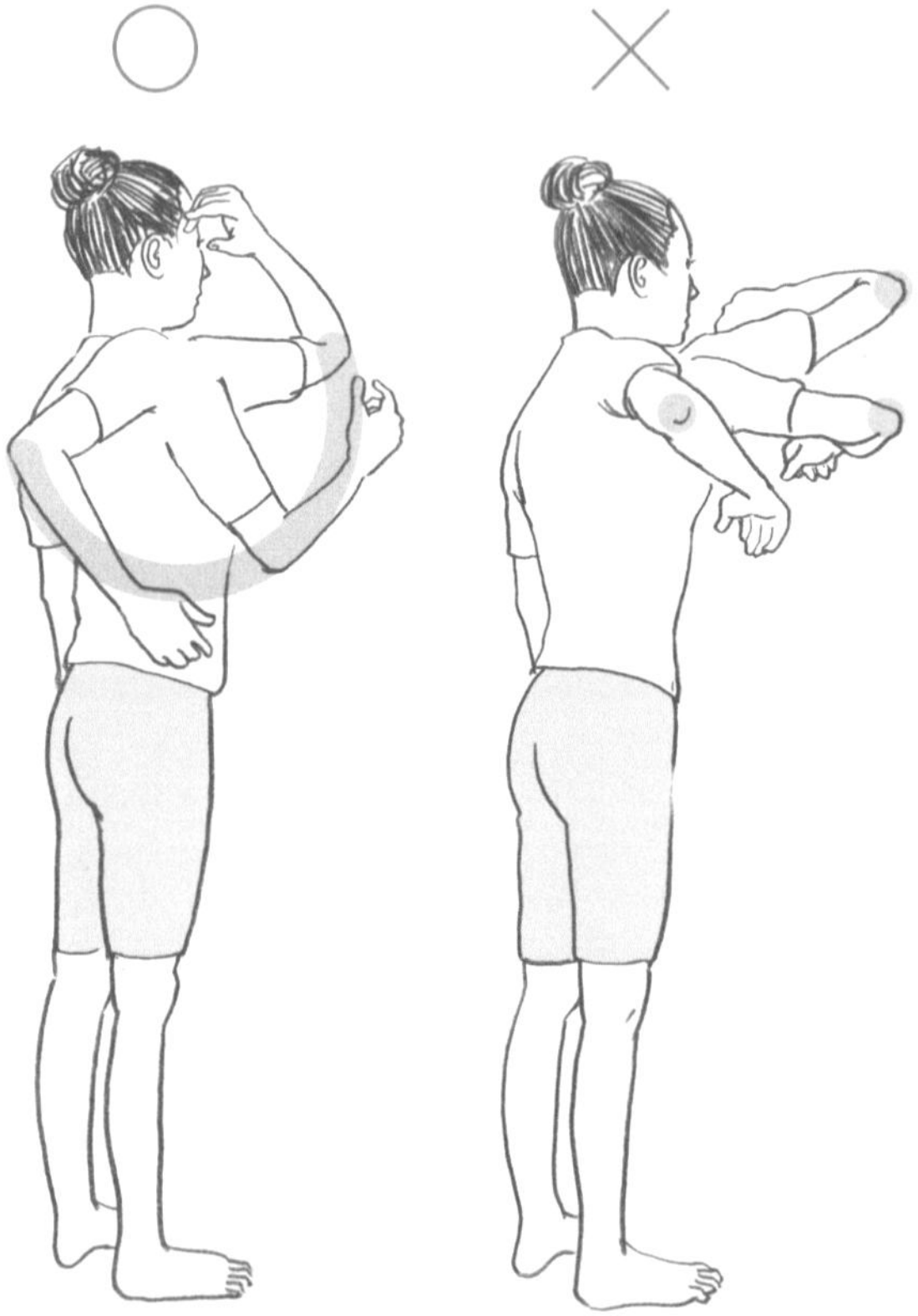

上腕が体幹に沿い姿勢を
保ちやすい位置

ひじが外に向き上半身の姿勢が
崩れやすい位置（猫背になりやすい）

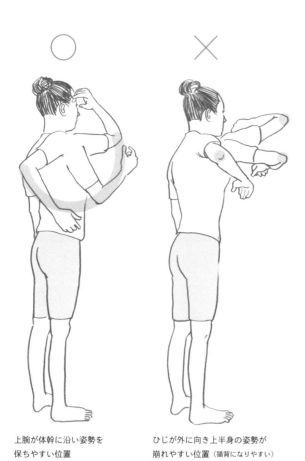

小指を使うことで腕が体幹に沿い、
少ない筋力で大きな力を発揮できる

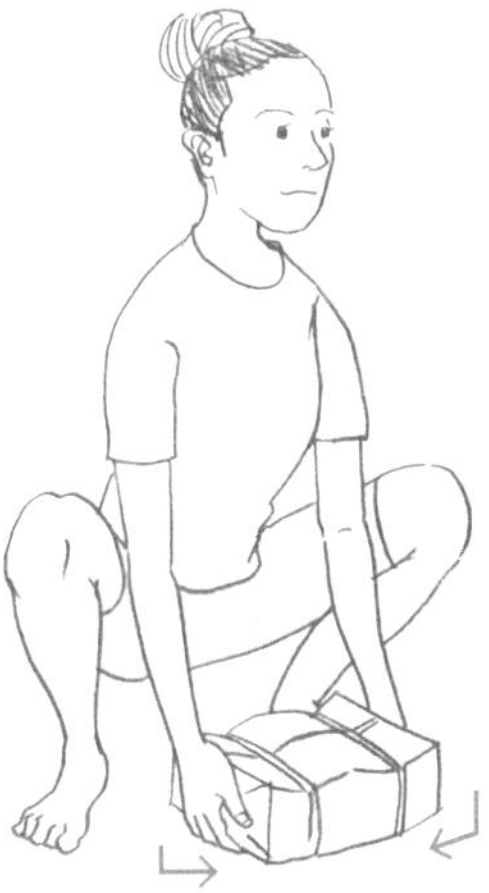

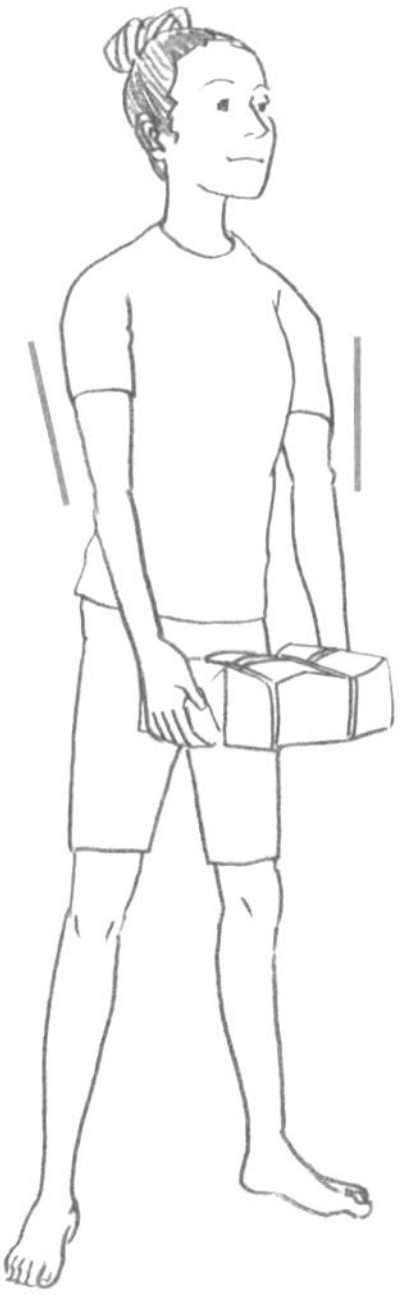

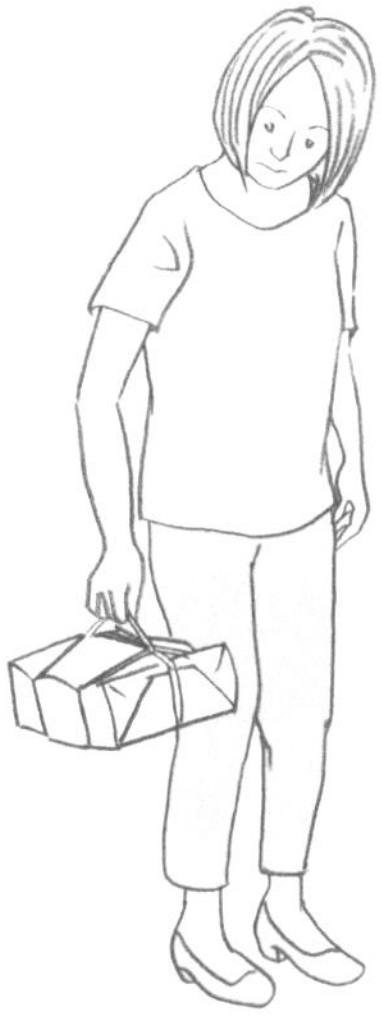

ひじが外に向いているため、わきがあき、
姿勢が崩れ、余分な力が必要になる

全身をつなげる——身体の機能を回復する

リハビリトレーニングでは、身体の各パーツが全身につながりをもって、それぞれの機能を十分に発揮できる身体づくりを心がけています。これは、**身体の各パーツが全身につながりのない状態にあると、個々には機能していても、身体としての総合的な機能を十分に発揮できないからです。**

次の章で述べますが、手は胸鎖《きょうさ》関節、足は股関節《こかんせつ》で体幹とつながっています。人の身体は、手足が体幹から動く構造になっています。手足の機能を回復したら、体幹とつながりをもち、その機能を発揮できるようにすることが大切です。

逆立ちや腕立て伏せなどで、日頃からトレーニングをしていれば別なのかもしれませんが、手でしっかりと身体を支えることを、多くの人は苦手としています。手で身体を支えることがうまくできないと、自分の**上半身の重さを感じる感覚が鈍くなり、姿勢が崩れていてもわからなくなります。**鏡や写真に写った自分の姿を見て、はっとした経験がある方もいるのではないでしょうか。

また崩れた姿勢では、肩こりなどが起こりやすく、身体に負担がかかります。自分の身体の重さくらいはしっかりと支えることができたほうがよいのは間違いありません。

筋力よりも骨格位置

自分の身体を支えることが苦手な理由を、筋力が衰えたから、筋力が弱いから、と思い込んでいる人が多いのではないでしょうか。たしかに、自分の身体の重さを支えるためには、強い筋力が必要です。ですが実は**筋力以上に重要なのが、骨格位置**です。人は骨格位置によって安定して身体を支えることができるのです。

骨には、身体を支えるという役割があります。自分の身体の重さを支えることが苦手だという人は、骨格位置が崩れ、不安定で筋肉をうまく使えない位置にあるのです。

逆立ちや腕立て伏せができるようになるコツは、自分の機能的肢位「安定、強い、すぐに動ける」を見つけ、その骨格位置を身体に染み込ませることです。

あるいは、猫背が気になり、姿勢を正したいという人がいます。しかし、背筋をまっすぐ伸ばしていても、しばらくすると元の猫背の姿勢に戻ってしまい、持続できないといいます。**姿勢は、その人がしている骨格位置で決まります。**猫背の姿勢は、その人が骨格を猫背の位置にしているからそうなるのです。

ならば、自分の姿勢を正しい姿勢にすればよいのですが、自分の姿勢をどのように改善してよいかわからないのです。これは、自分の身体の所有感覚が薄らいでいることのあらわれです。所有感覚を失った状態のまま単に背筋を伸ばしたとしても正しい姿勢にはなりませんし、それは無理なく保持できる姿勢でもありません。

姿勢を正すには、身体の土台である足、上半身の要である手、これらと全身のつながりをもたせないとならず、そのためには、身体の各パーツを実感する必要があるのです。

冷えも機能低下から

身体の冷えに悩む人も多いです。冷え性は特に女性によく見られるようですが、靴下を三重に履き、足湯をしたり、冬場はカイロを携帯するなどして、身体を冷やさないように、さまざまな工夫を凝らしているようです。

冷えにはさまざまな原因がありますが、あまり知られていない原因の一つとして、**手足の機能が低下**していることが考えられます。

たとえば、足の指をきちんと曲げることができない場合です。先述したように、足の指を曲げるには、ふくらはぎの深層筋（長趾屈筋《ちょうしくっきん》、長母趾屈筋《ちょうぼしくっきん》）が作用します。足の指を曲げることができないということは、ふくらはぎの深層筋を使えていないということです。

使えていない筋肉があるということは、筋肉運動によって生まれる熱が少なく、自分で熱を生み出し温めるという機能が十分に働いていないということです。また心臓に血液を送り返す筋肉ポンプ作用も、十分に機能させることができません。

ふくらはぎの深層筋を使えていないということは、足の接地にも影響します。姿勢の崩れ、肩こり、疲労、だるさ、などの不定愁訴にも影響があると考えられます。

決め手は頭の位置

人が快適に動作をおこなうのには、手足と体幹のつながり、そして、全身のつながりが必要です。それには、頭の位置がひとつの決め手になります。

頭の位置は、鼻棘耳孔線《びきょくじこうせん》を水平にした位置が身体のてっぺんでバランスよくおさまることです。この位置に慣れないうちは、普段より高い位置に感じますが、慣れてくると視野が広がり、呼吸がしやすく、さまざまな感覚を実感しやすくなります。軽快に動けるというのは、全身のつながりがよい、この状態が元にあるのです。

そしてこれは、**あらゆるストレスの少ない状態であり、不測の事態や困難な状況に直面しても、それを乗り越えることができる強さを備えているのです。**

心身の不調を回復させる、ケガの予防や身体の調整をする、そのためには、身体の各パーツ、あるいは、部分だけを見ていては、回復させることも調整することもできません。リハビリトレーニングでは、身体の全体を実感し、快適な動作がおこなえるように回復、調整していくことが重要です。

第4章 失われつつある身体を再発見する

これまで見てきたように、普段、多くの人は意識することなく身体を動かしています。意識することがない、というよりも、気に留めることがないのかもしれません。気にも留めず、またあまり使う（動かす）こともなかったため、身体には備わっていても忘れかけていて失われつつある部位というものがあります。

前章ではリハビリトレーニングの身体のルールについて見てきましたが、この章では、そういった忘れかけた自分の身体の再発見（気づく）を試みたいと思います。

主なものとして、六つの部位・器官を紹介します。骨の名称など専門的な用語も出てきますが、覚える必要はありませんので、ご安心ください。

1　股関節——おしりの関節からお辞儀をする、足を動かす

おしりには、人体最大の関節があります。それが股関節《こかんせつ》です。

股関節は、お辞儀をするときに体幹（胴体のこと。より厳密にいえば胸部、腹部、骨盤部を合わせた部分）を前にかがめたり、足を動かすときに使う関節です。股関節は、英語でヒップジョイント（hip joint）といいます。本書では、解剖学書に載っているヒップジョイントの考え方を採用しています。

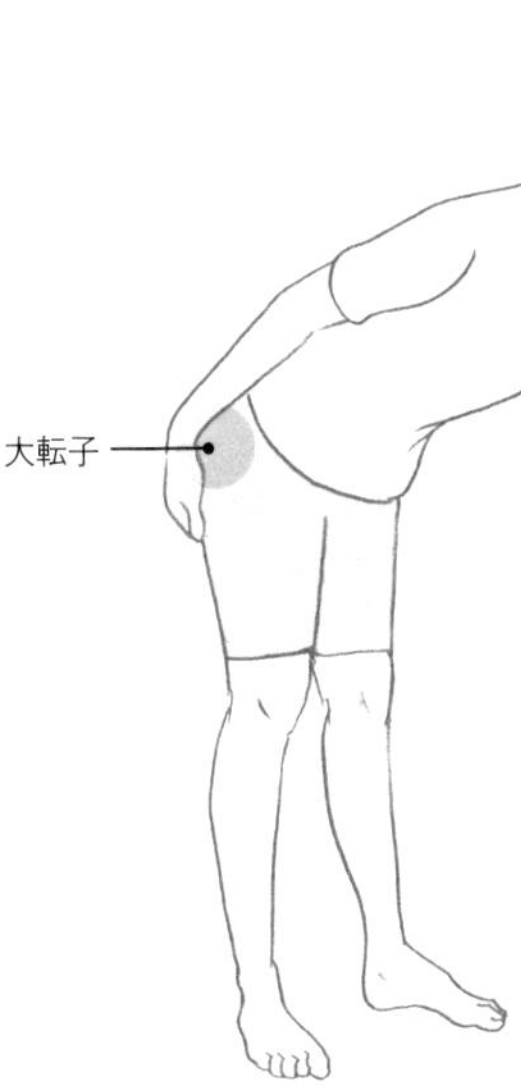

股関節を使ったお辞儀

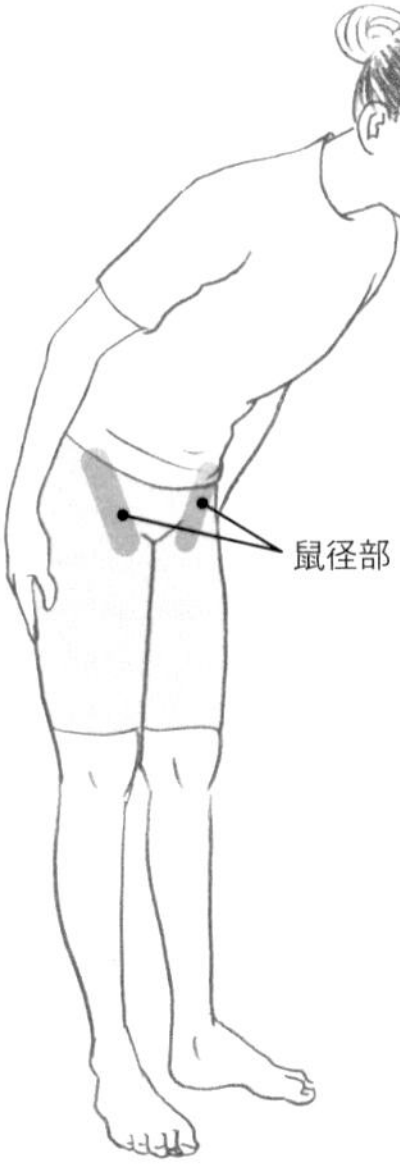

股関節を使わないお辞儀

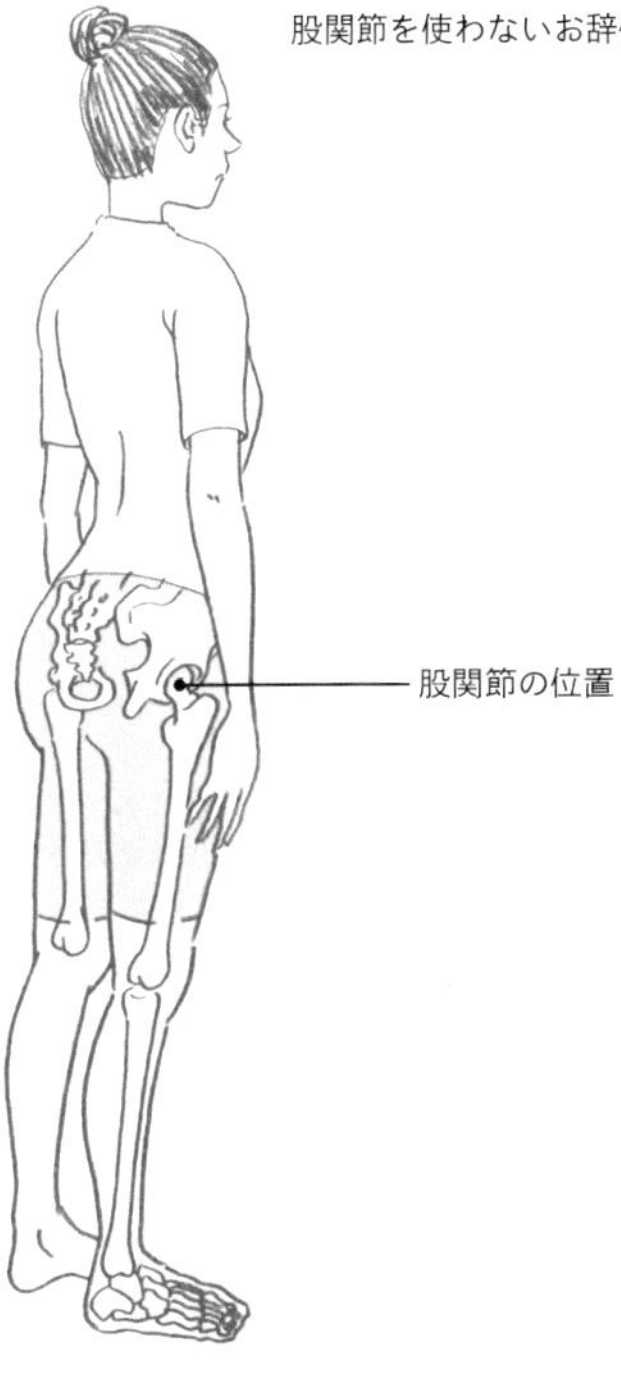

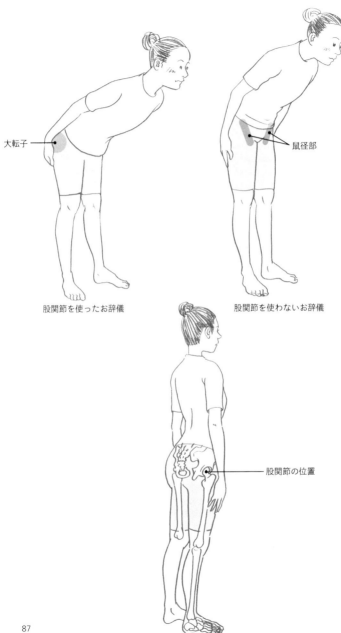

股関節は、骨盤のソケット（hip socket）に大腿骨の頭がはまり込んでいるような球状（臼状）の関節です。股関節は、足の曲げ伸ばし（屈曲、伸展）や、足を外側に上げたり内側にひねったり（外転、内転、外旋、内旋）といった動き、ぶん回し運動などが可能な、自由度の高い関節です。

しかし、多くの人は、これほど自由度の高い股関節を「使う」ことなく、お辞儀をするときには腰の関節で体幹を前にかがめ、鼠径《そけい》部から足を動かしています。また、レントゲン画像のように平面的なイメージが強いせいなのか、股関節の位置というと、鼠径部のあたりを指す場合が多いようです。

股関節は、太ももの側面で確認できる大腿骨の大転子《だいてんし》という骨の後方にあります。ちょうど、おしりのえくぼができる位置になります（ただし、普段から股関節を使っていない場合は、おしりにえくぼができません）。股関節の位置は、大腿骨の大転子を指標にします。

2　胸鎖関節――のど元の関節から腕を動かす

腕のつけ根はどこにあるか、知っていますか？

「肩？」と思われたかもしれませんが、そうではありません。

腕のつけ根は、のど元の胸鎖《きょうさ》関節にあります。腕（上肢骨）は、体幹前面でのど元の関節（胸鎖関節）と接続し、体幹後面は肩甲骨と背骨を筋肉（菱形筋《りょうけいきん》）でつなげています。胸鎖関節は、鎖骨と胸骨からなる関節です。腕は、鎖骨のクランク状の動き、肩甲骨のスライド状の動き、肩関節の球状の動きにより、自由度の高い動きが可能なのです。

しかし多くの人は、腕のつけ根の関節でなく、肩関節から腕を動かしています。肩関節は自由度の高い球状の関節ですが、大きく腕を動かす際に胸鎖関節を使わないでいると、肩にかかる負担が大きくなって、五十肩や肩関節周囲のトラブルに発展する可能性があります。また、猫背などの骨格を崩した姿勢では、肩が上がり、のど元の関節の動きを止めてしまいます。

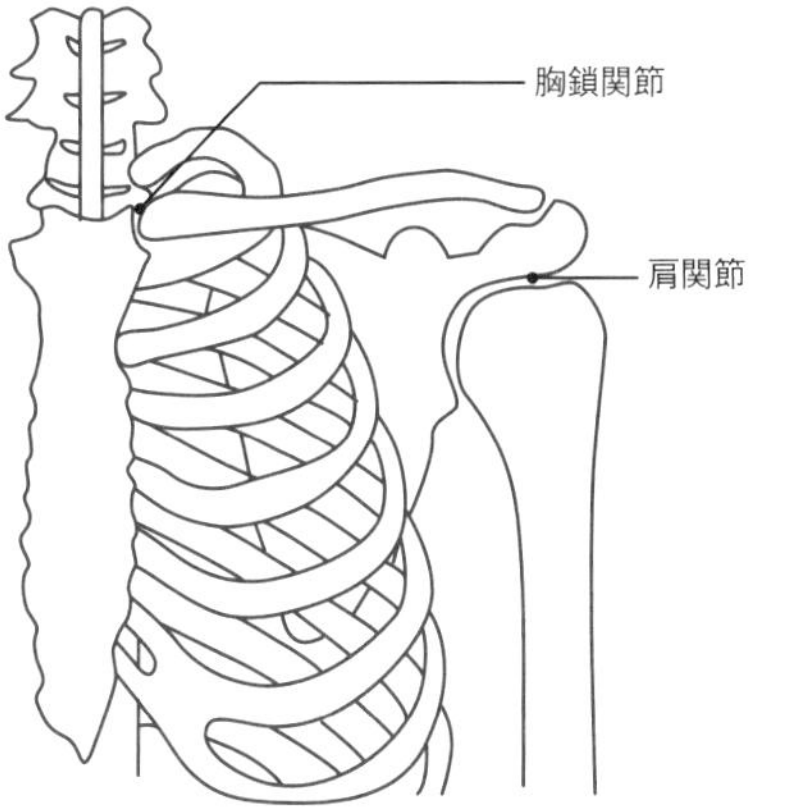

〈胸鎖関節の確認方法〉

指でのどを下にたどると胸骨で止まります。その両サイドに左右の鎖骨（鎖骨胸骨端《さこつきょうこつたん》）が確認できます。この鎖骨と胸骨からなる関節が胸鎖関節です。胸鎖関節の位置は、のど元の骨のくぼみを指標にします。

3　腕橈関節——ひじの関節から手のひらを返す

手のひらを返すとき、どこの関節が動いているか、ご存じでしょうか？

手のひらを返すときは、ひじの外側にある腕橈《わんとう》関節という関節を使います。

前腕には回内《かいない》と回外《かいがい》という二つの動きがあります。回内とは、手のひらの面を下に向けること、回外はその逆で、手のひらを上に向けることです。

多くの人は、この腕橈関節を十分に使えていません。たとえば手のひらを上に向けるときには、途中から手首をねじったり、手のひらを下に向けるときには、ひじの外側の関節で手のひらを返せばいいのですが、途中から肩を内にねじりながらひじを外側に動かし、腕全体でねじっていたりと、動きの足りない分を、手首や肩の関節で補おうとします。

肩関節の動きが胸鎖関節へ、胸鎖関節から体幹部へと影響は広がり、骨格は崩れていきます。それは猫背になるなど、身体の不調につながっていく可能性があります。

〈腕橈関節の確認方法〉

腕を体幹につけ、ひじを九〇度曲げ（屈曲）、ひじの外側を四本の指で触れ、手のひらを返

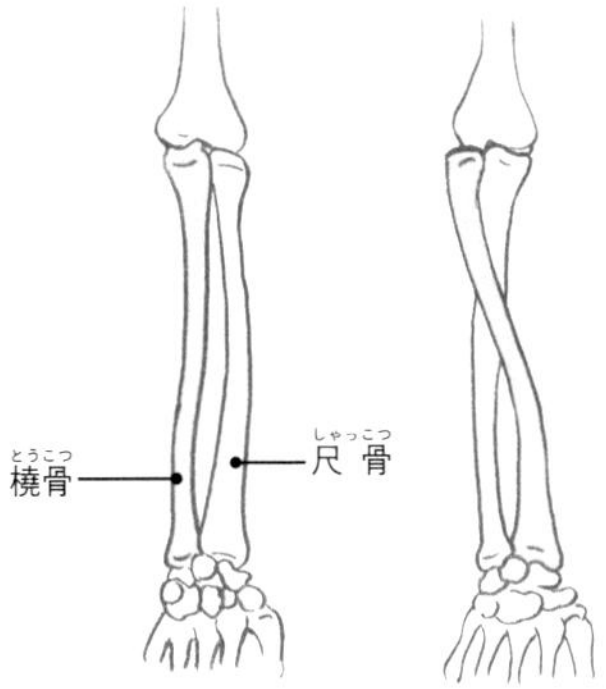

回外
（パラレル）

回内
（クロス）

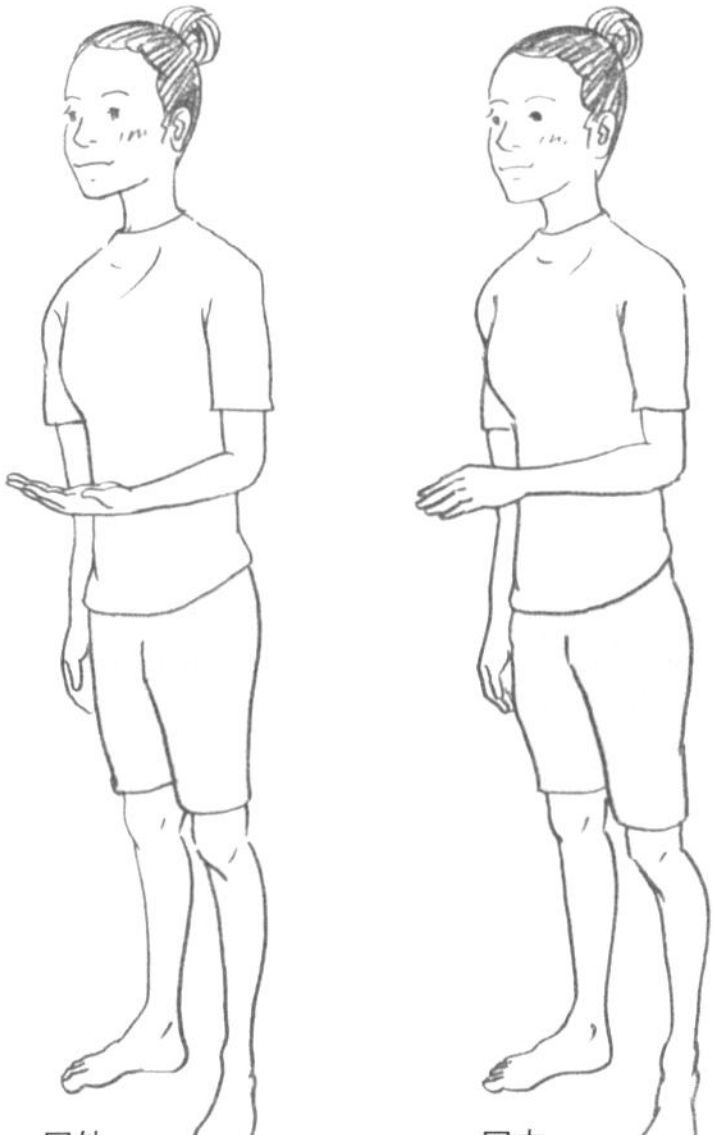

回外

回内

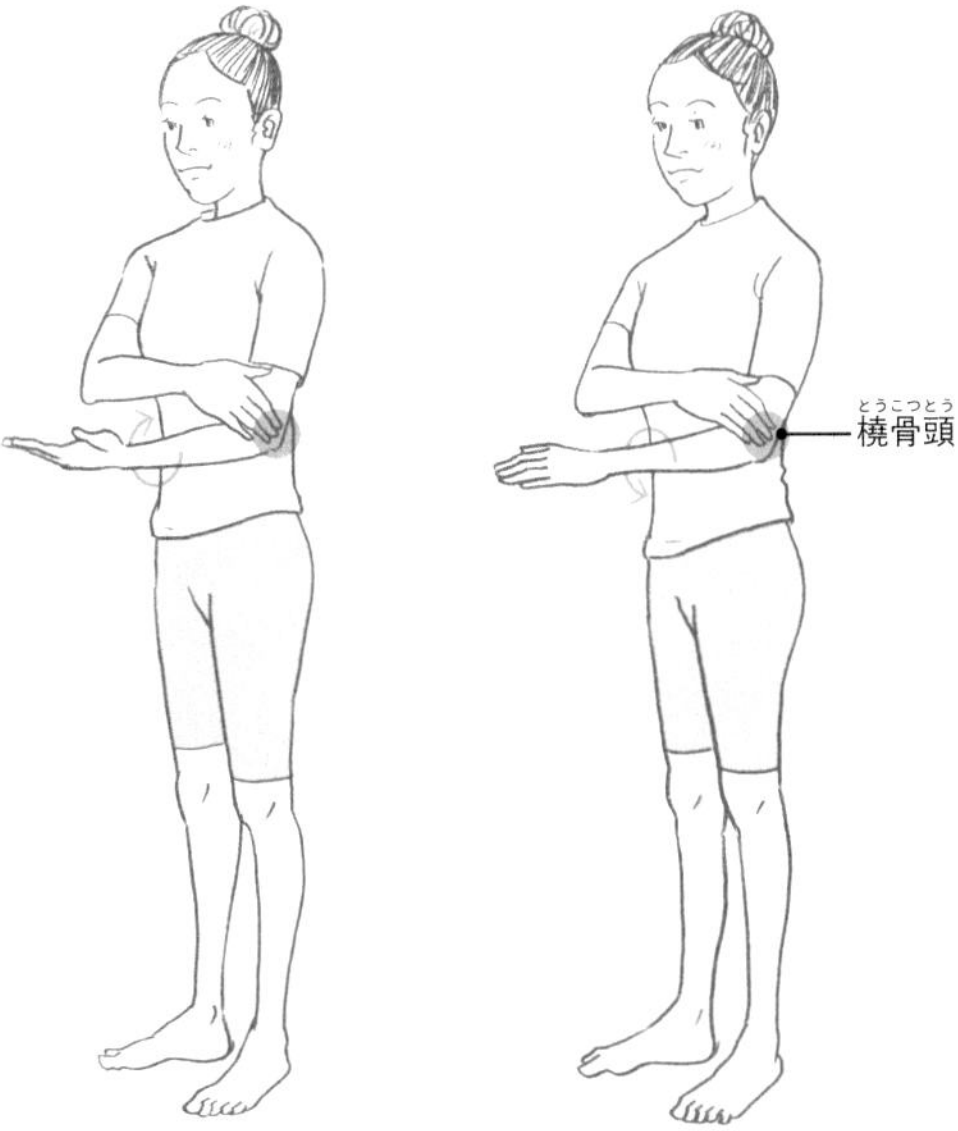

すことを繰り返します。そのときに四指でころころと動く丸っこい骨（橈骨頭《とうこつとう》）を確認します。腕橈関節は、この丸っこい骨と腕の骨（上腕骨）からなっています。腕橈関節の指標は、丸っこい骨（橈骨頭）を指標にします。

前腕には、尺骨《しゃっこつ》と橈骨《とうこつ》という二本の骨があります。手のひらを返す運動は、この二本の骨をつなぐ関節によって、二本の骨がパラレル（回外）、二本の骨がクロス（回内）の位置に変化するものです。ですから、手首だけで手のひらを返すのではなく、ひじからしっかりと手のひらを返すのが本来の動きです。

確認の際の注意点は、脇が開かないように手のひらを返す動きを繰り返すことです。脇を開いてしまうと、腕橈関節だけでなく、肩関節も一緒に動いてしまい、純粋な腕橈関節の動きができなくなるからです。

4　鼻棘耳孔線――首にしわができない頭の位置で五感を敏感にする

あごを突き出した姿は、猫背のような崩れた姿勢で、なんとなくよくない姿勢だとイメージできます。では、あごを引いた姿勢に対してはどのようなイメージをお持ちでしょうか。

一般には、〝正しい姿勢〟をイメージされる方が多いと思います。しかし、実際にあごを引いてみると、首が窮屈に感じられませんか。また、首の前面に深いしわができませんか。実は、あごを引いた姿勢というのは、その実感のとおり、窮屈な骨格位置なのです。あごを引いていると首の前面の筋肉につねに力の入った状態が続くことになります。それは、筋肉が疲労するばかりか、呼吸の妨げにもなります。

あごは引き過ぎず、突き出さない。つまり、あごは、首がリラックスできて、しわができない、しわが消える位置が理想です。

あごの位置は、頭の位置にも影響します。頭の位置の理想は、鼻と耳を結ぶラインが水平であることです（鼻棘耳孔線《びきょくじこうせん》）。この位置は、首がリラックスして気道が確保されていて、深い呼吸が可能です。さらにそれは、**目、鼻、耳などの感覚器の感度がもっとも良くなる頭の位置**でもあるのです。

たとえば、鰻屋さんの横を通り過ぎるとき、「いいにおいだな」と、いつもよりも頭を高い位置にしておいしそうなにおいを嗅ごうとしませんか。あるいは、何か物音に耳を傾けるとき、いつもより頭を高い位置にして音に集中しませんか。

五感を研ぎ澄ませているとき、頭の位置は無意識に、普段よりも高い位置になるのです。

逆にいえば、普段の頭の位置は、低い位置にあるということになります。あごの引き過ぎや、あごの突き出し過ぎは、骨格位置を崩し、呼吸の妨げや五感を鈍らせることにつながります。

重たい頭は身体のてっぺんにバランスよく乗せることがみそです。動きがよい人、きれいな動作ができる人というのは、頭が一定位置に保たれて、ぶれることがありません。逆に、動きがぎこちない人というのは、頭の位置が定まらず、ぶれぶれです。

頭は、深い呼吸ができる位置（気道の確保）、五感が敏感になる位置、これらを備えた位置に定めることによって、身体のてっぺんにバランスよく乗せることができるのです。それは、快適な動作をするためにも必要なことなのです。

〈頭の位置の指標〉

1　鏡でチェック：鼻の下（鼻棘）と耳の穴（耳孔）を結ぶ線が水平
2　鼻から深呼吸をしてもっとも空気を吸い込める頭の位置が高くなったポイント
3　香りを嗅ぐ

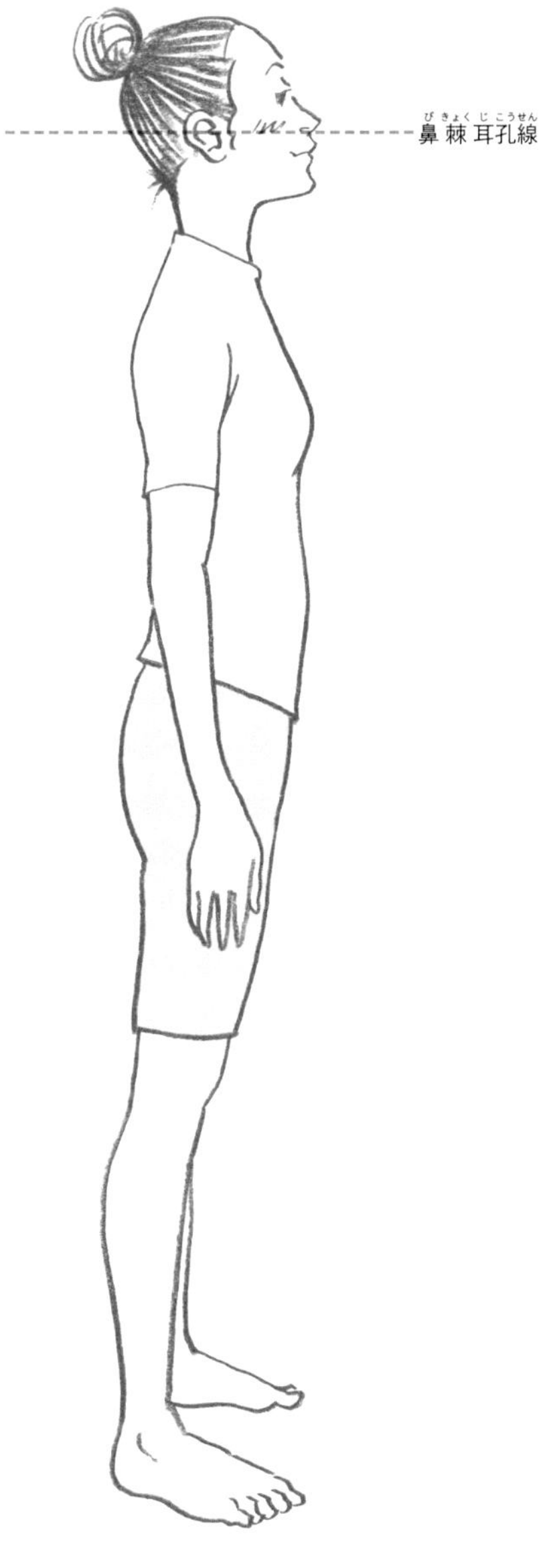
鼻《び》棘《きょく》耳《じ》孔《こう》線《せん》

5　トライアングルベース——恥骨で座る

いすに座ったとき、おしりをつぶしていませんか？

おしりには、上半身（体幹）と下半身をつなぐ要である股関節があります。いすに座ると、上半身の重さをすべておしりで受けていることになります。おしりで体重を受けるというのは、股関節をつぶして負担をかけているようなものです。

理想的ないすの座り方は、両足の裏を床につけ、いすの座面に恥骨がつくように座ることです。これは、二本の足の支えがあることと、股関節をなめらかに動かすことができる位置に骨格ポジションがあるので、立つ、座る、立つ、座る、の連続した動作が円滑におこなえ、かつ座る姿勢が安定します。

しかし、このいすの座り方ができるようになるには、かなりの訓練が必要です。

私の機能回復・動作改善指導では、座り方の訓練をおこなっています。すると、自分の恥骨がどこにあるのかわからず、確認することができない、恥骨が座面についているのか実感できないなど、身体の機能の低下が著しい方を目の当たりにします。

そのような人たちの多くは、それまで坐骨（恥骨の後ろ側にある）で座っていた、といいます。一般的には、坐骨という座るための骨を座面につけるといわれます。しかし、私が確認してみると、彼らのいう坐骨というのは、坐骨結節《ざこつけっせつ》というおしりのとがった骨であることがほとんどです。

これは、どういうことかというと、たとえば、ひじの一番とがった末端（肘頭《ちゅうとう》）で身体を支えるようなもので、骨は痛いし、身体を支えるのには不安定で適していません。

座面に対して接触面積が広いほど、身体は安定します。本来、坐骨で座るというのは、骨盤の基底面で、恥骨下枝《ちこつかし》と坐骨枝《ざこつし》からなるV字状の面（トライアングルベース）を座面に接触させて座ることをいいます。それが、坐骨結節という二点のみを座面に接触させて座っているのですから、少なくとも座る際に恥骨の存在は忘れられています。恥骨が使われていないため、恥骨が鈍感になるのも当然です。

いすに座る姿勢に限らず、どのような姿勢においても、**安定して姿勢をとる**ということが大切です。いすに座る姿勢は、両足の裏とトライアングルベースが床と座面に接触することで、広い基底面を確保でき、安定した姿勢で座ることができます。坐骨結節の二点では、座面との接触面が狭すぎて、不安定な姿勢のため、長時間座ると苦痛を感じるでしょう。

おしりをつぶして座っていると、坐骨結節の二点で座っていて、上半身の体重をその坐骨結節の二点に集中させているために、圧迫でおしりが黒ずんでいるという人が結構いらっしゃいます。

また、左右の坐骨結節の中心付近に肛門がありますから、肛門をつねにつぶしていることになります。あまり大きな声ではいえませんが、結構な割合で痔に悩まされている方がいらっしゃるようです。他にも坐骨神経痛、変形性股関節症、便秘などなど、坐骨結節の二点で座る習慣は、身体にさまざまな影響を及ぼしています。

〈座り方の目安〉

- 両足の裏を床につける
- いすに座る、立つ、座る、立つ、をテンポよく繰り返せる座り姿勢

これまで坐骨結節で座る習慣だった人は、トライアングルベースでちゃんと座ると、かなり前傾して座っているような実感があります。これは、恥骨は坐骨結節よりも前方にありますから、その距離の分、前傾して座っているように感じるためです。

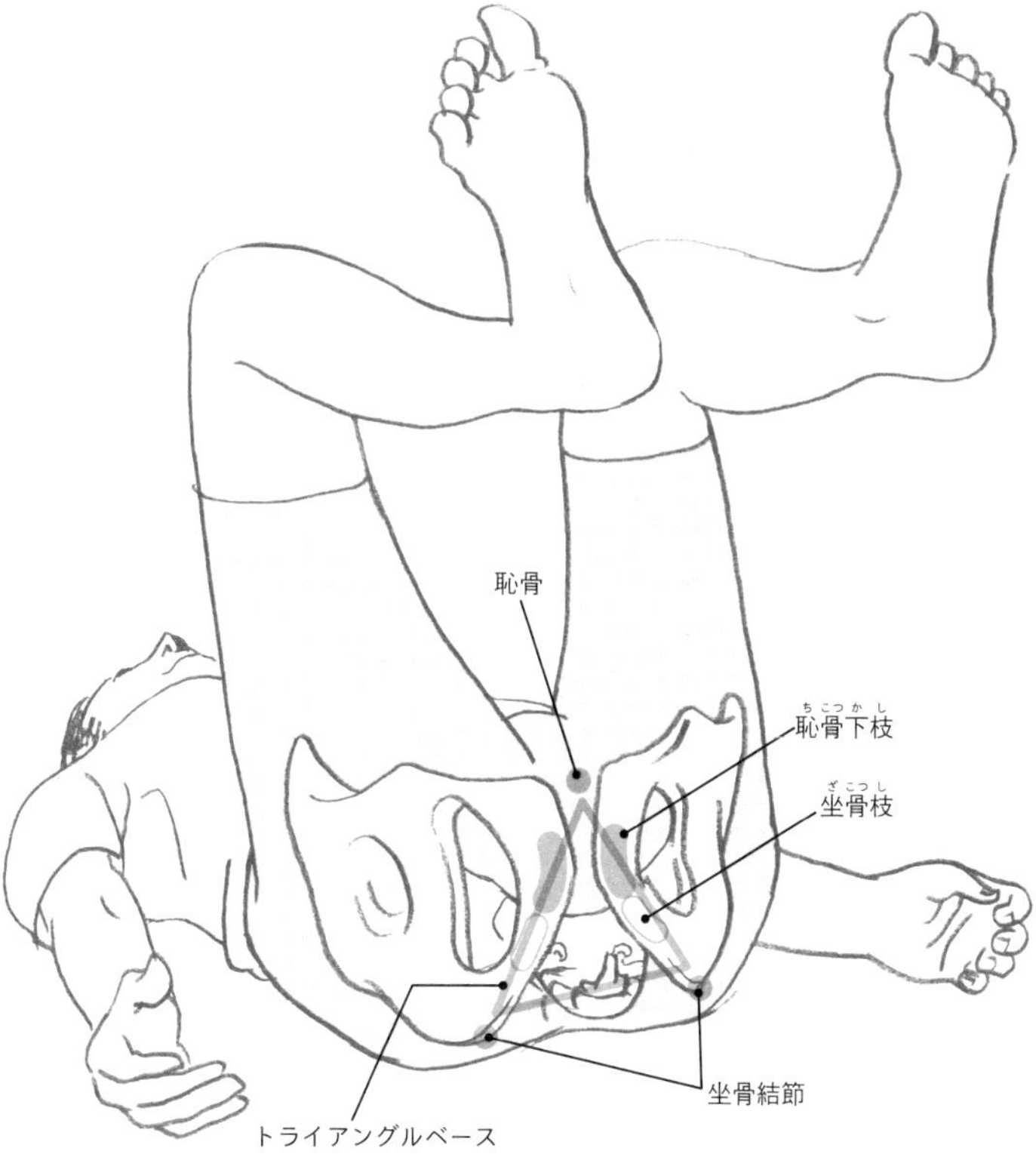
恥骨
恥骨下枝《ちこつかし》
坐骨枝《ざこつし》
坐骨結節
トライアングルベース

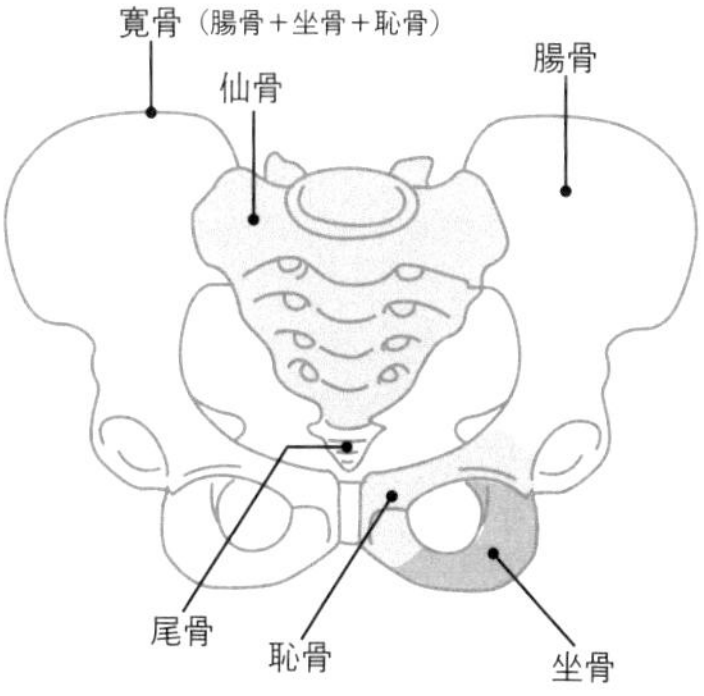
寛骨（腸骨＋坐骨＋恥骨）
仙骨
腸骨
尾骨
恥骨
坐骨

6 筋肉を収縮する——筋肉を使えるようにして柔軟で動ける身体にする

長時間のデスクワークや細かい手作業をしていると、首や肩や背中がこわばってきます。ふっと一息。腕をグーッと高く伸ばして背伸びをします。はぁ〜、なんともいえない気持ちよさがあります。

このとき、背伸びで何をしているのかご存じでしょうか？　答えは、背伸びで背中を縮め、そして、胸やお腹、身体の前面を伸ばしているのです。

意外に思われるかもしれませんが、背伸びは、筋肉を縮ませているのです。**筋肉は収縮することにより力を発生させます。**つまり、筋肉は縮むことで関節を動かすのです。前かがみの姿勢（猫背）は、背中が伸びて、身体の前面（胸腹）が縮んだ姿勢です。

本来、姿勢を保持する筋肉は、背中の脊柱起立筋《せきちゅうきりつきん》です。背中が伸びているということは、この脊柱起立筋が働いていないということです。このような姿勢で長時間作業を続けると、身体が疲労しやすいのは当然です。身体の生体防御反応なのでしょうか、私たちは無意識に背伸びをして、背中の筋肉のこわばりを調整しているようです。

筋肉を使えるようにするというのは、**筋肉を縮める（収縮する）ことができるようになる**

ということです。

骨と骨は関節でつながっています。筋肉は骨に付着しているので、縮むことで関節を境に骨の位置を変えます。猫背の姿勢は、体幹の骨格位置を保持できず、崩れている状態です。背中の筋肉を縮める（収縮する）ことができれば、体幹の骨格を立てた姿勢を保つことができ、長時間の作業でも、身体の疲労が少なくてすむはずです。

繰り返しになりますが、筋肉は、骨に付着しています。筋肉は骨格の位置関係によって、使える状態、使えない状態が違ってきます。体幹の骨格位置を保持できず、背中の筋肉を使えないという人は、股関節でなく腰で動いている傾向にあります。猫背の姿勢だとしても、腰ではなく、股関節から体幹の骨格位置を保持することができれば、背中の筋肉を使うことができるのです。

股関節を機能させる

私がおこなう機能回復・動作改善指導では、股関節を使えるようにするための訓練をします。股関節を機能させるためには、**地面に接している足元から**考えなければなりません。つまり、足の指先からおしりまでの股関節を動かすために必要な筋肉を収縮させることができて初めて股関節を使える、股関節を動かすための筋肉を使うことができるのです。

なかには、足を大きく開いて一八〇度べったりと開脚ができても、股関節を使えていない人もいます。身体がやわらかくても股関節を動かしている実感がなく、股関節を動かすための筋肉を使うことができないのです。

このような人は、筋肉が収縮することにより発生する力をうまく使えません。そのため、力を入れるということがどういうことかよくわからない、力を入れることが苦手という人も少なくありません。そうすると、身体を支えるのに必要な筋肉をうまく使えずに、姿勢を保持することが苦手だったり、無理な力の入れ方をして身体を故障させてしまったりなど、身体のやわらかい人も悩みや問題を抱えていることがあります。

一般に、身体がやわらかければ、健康的、身体を使えているなど、よいイメージをお持ちかと思います。しかし意外に思われるかもしれませんが、身体がやわらかくても、筋肉を使うことができず、ケガをしやすい、身体を使えないなど、生じる問題があるのです。

柔軟な、動ける身体にするためには、筋肉を収縮できる状態にしていかなければなりません。それには、柔軟体操やストレッチで筋肉を伸ばす刺激を入れるのではなく、筋肉が収縮できる骨格位置に整え、筋肉に縮める刺激を入れ、動きの中で筋肉が適切に収縮できるように、身体の機能を回復していく必要があるのです。

第5章 実践・リハビリトレーニング

STEP 1
身体の末端から回復する——手足の指先

ここから実際におこなっていくリハビリトレーニングでは、**手足の末端**から身体の機能を回復させていきます。身体の機能を回復していく上では骨格の位置を定める必要があります。その骨格位置の指標は、手足の先にある末節骨という骨です。この骨の並びを指標に、体幹へ向かって骨格の位置を整えていきます。

骨格構造は、末端がゆがんだり、ずれたりしていると、骨格全体へと影響を与えます。ですから、末端から骨格の位置を整えることが大切なのです。本書では、身体の中で感覚がもっとも優れた手足の指先の感覚を回復していきます。

それは、**手足の感覚が敏感になることで自分の身体の位置が実感しやすくなる**からです。手足の末端の機能を回復することは、この理論の肝といっても過言ではありません。

またこれは、ちょっとした時間や、ふとした瞬間にもおこなえるものなので、できる限り手足の指先と向かい合ってみてください。

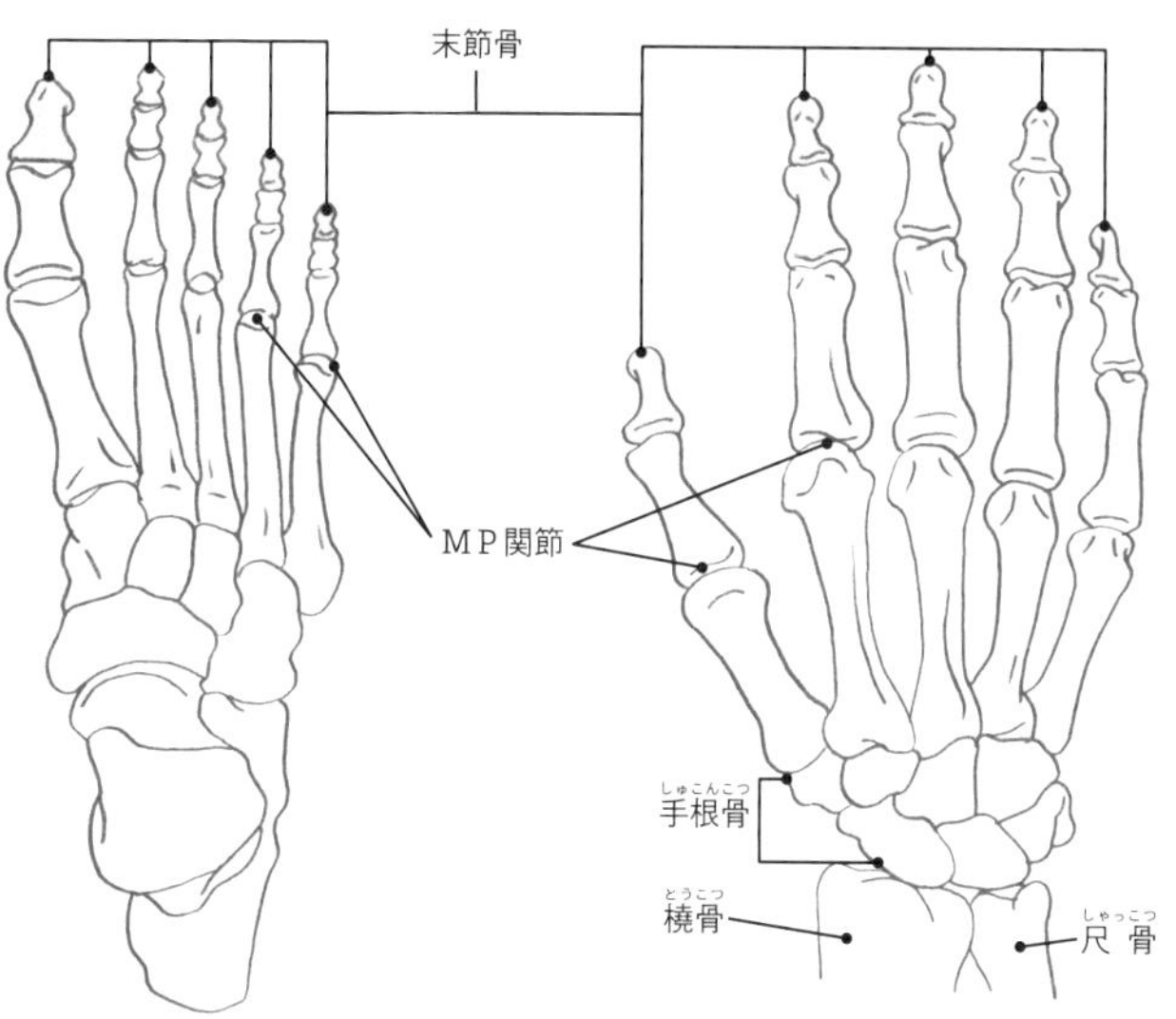

STEP 1-1 手足の指先の末端を探る

手足のそれぞれの指先を末端、内側、外側、腹側、ツメの部分に分けて捉えます。その中で指先の末端を確認します。指先の中には、末節骨という骨がありま す。この骨の末端が指先の最末端です。

❶ 手足の指先の末端部分を反対の手（足の場合はおこないやすいほうの手）で触り、骨の感触を手がかりに末端を探る（「探る」というのは、その部分に意識を集中して、感覚をあらためて確認するといった意味合い）。

❷ 机の上や床の上に指先を立てて骨の手応えで末端を探る。
たとえば、机や床の上に指先を垂直に立てて、トン、トン、トン、と机や床を指先でたたいて、机や床の硬い感触を感じる。その感触を感じた部分が末端。

❶

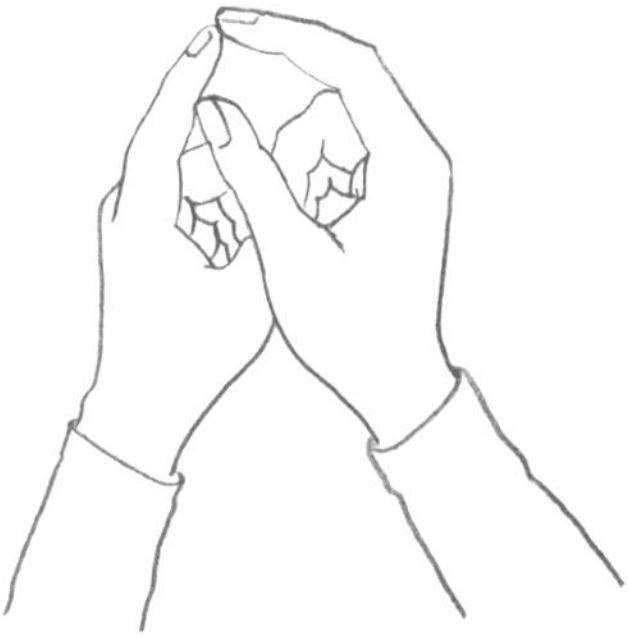

❷

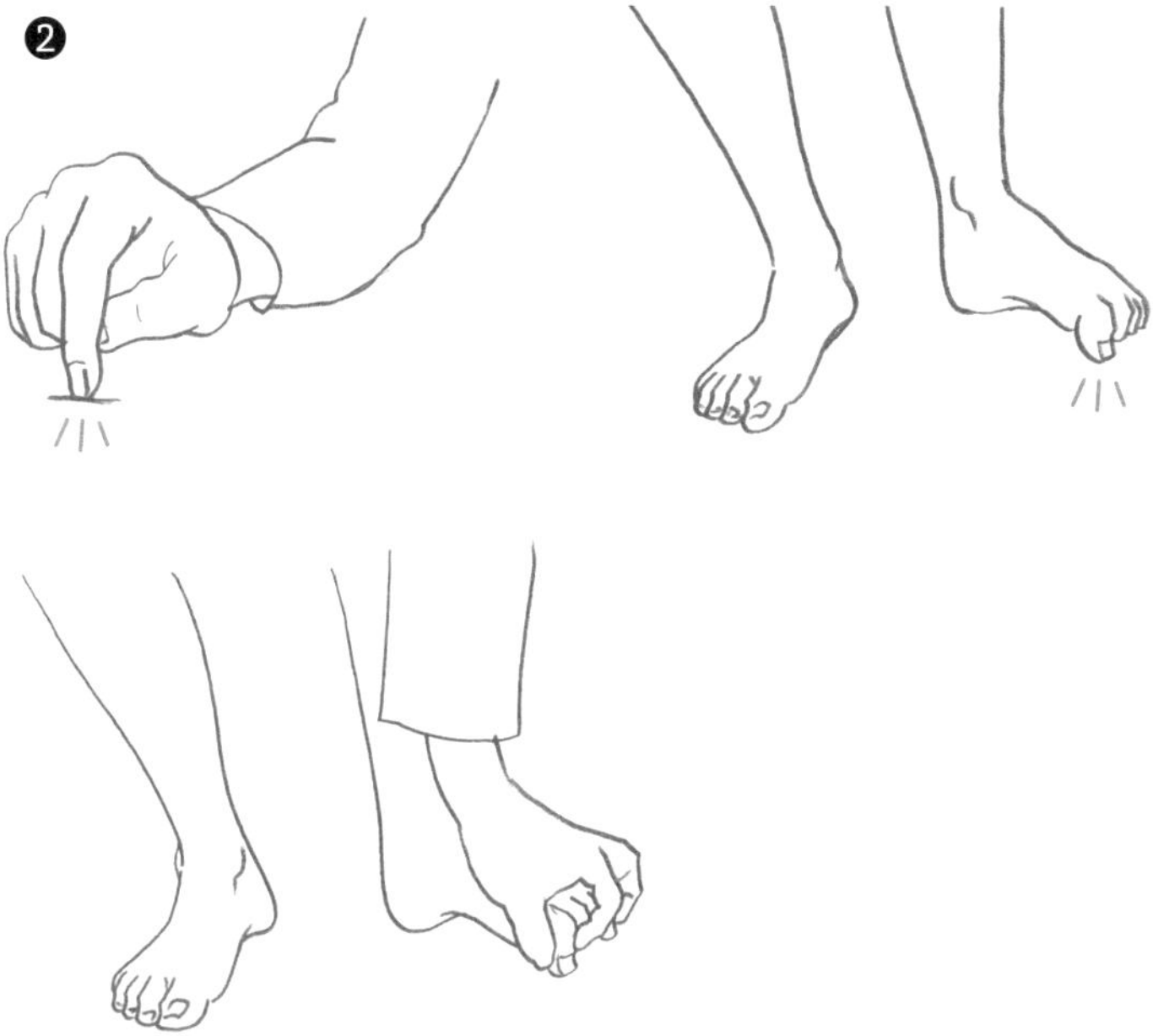

＊ツメを長くしていると指先の末端は確認しづらい。

＊これは骨格位置の指標になるので丁寧に確認して明確にしておく。

STEP

1-2 手の指先でプッシュ（押す）

❶ 左手の手のひらを上にし、親指の末端と小指の末端を合わせ、押し合う。

❷ 薬指、中指、人差し指も同様に親指の末端を合わせ、押し合う。

❸ 右手も同様におこなう。

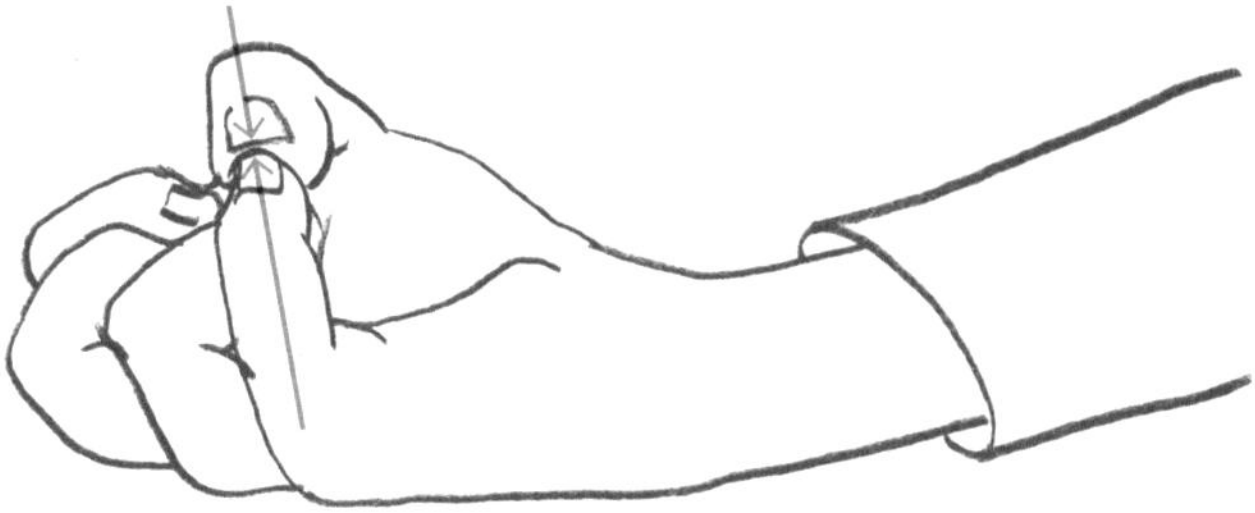

＊互いの指先（末節骨）が一直線に並び、互いがしっかり押し合える位置を探る。
＊互いのツメの向きをそろえる。
＊他の三指は伸ばさず軽く曲げる。

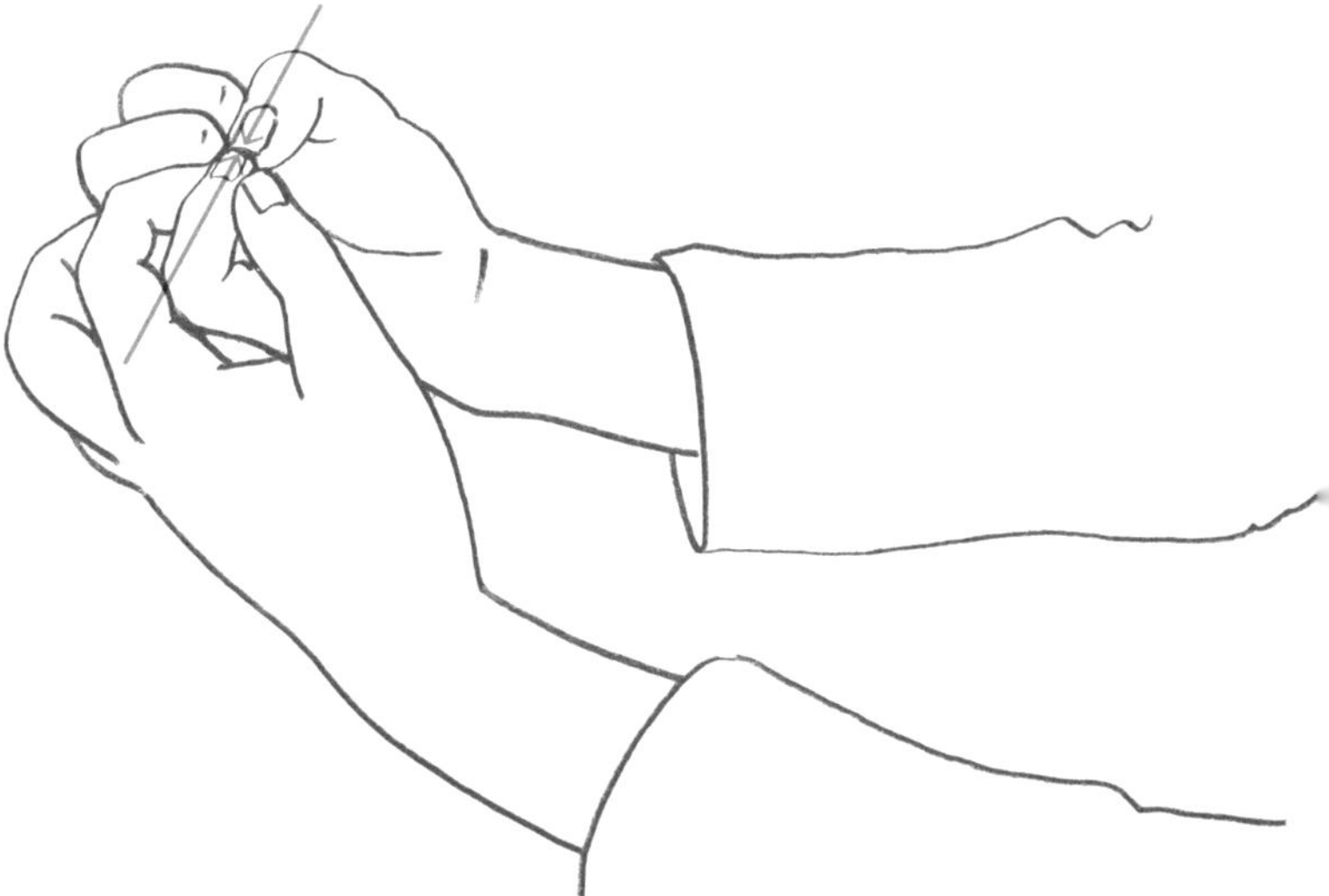

＊指先の末端同士が合わない場合は、反対側の手でサポートする。

STEP

1-3 足の指先でプッシュ（押す）

❶ いすに座る。

❷ 左足の指先をキープしてかかとを上げる＝つま先立ち（ＭＰ関節の伸展）。

❸ かかとを下ろす。

❹ それぞれの足の指先が床についていることを実感できるように繰り返し探る。

❺ 右足も同様におこなう。

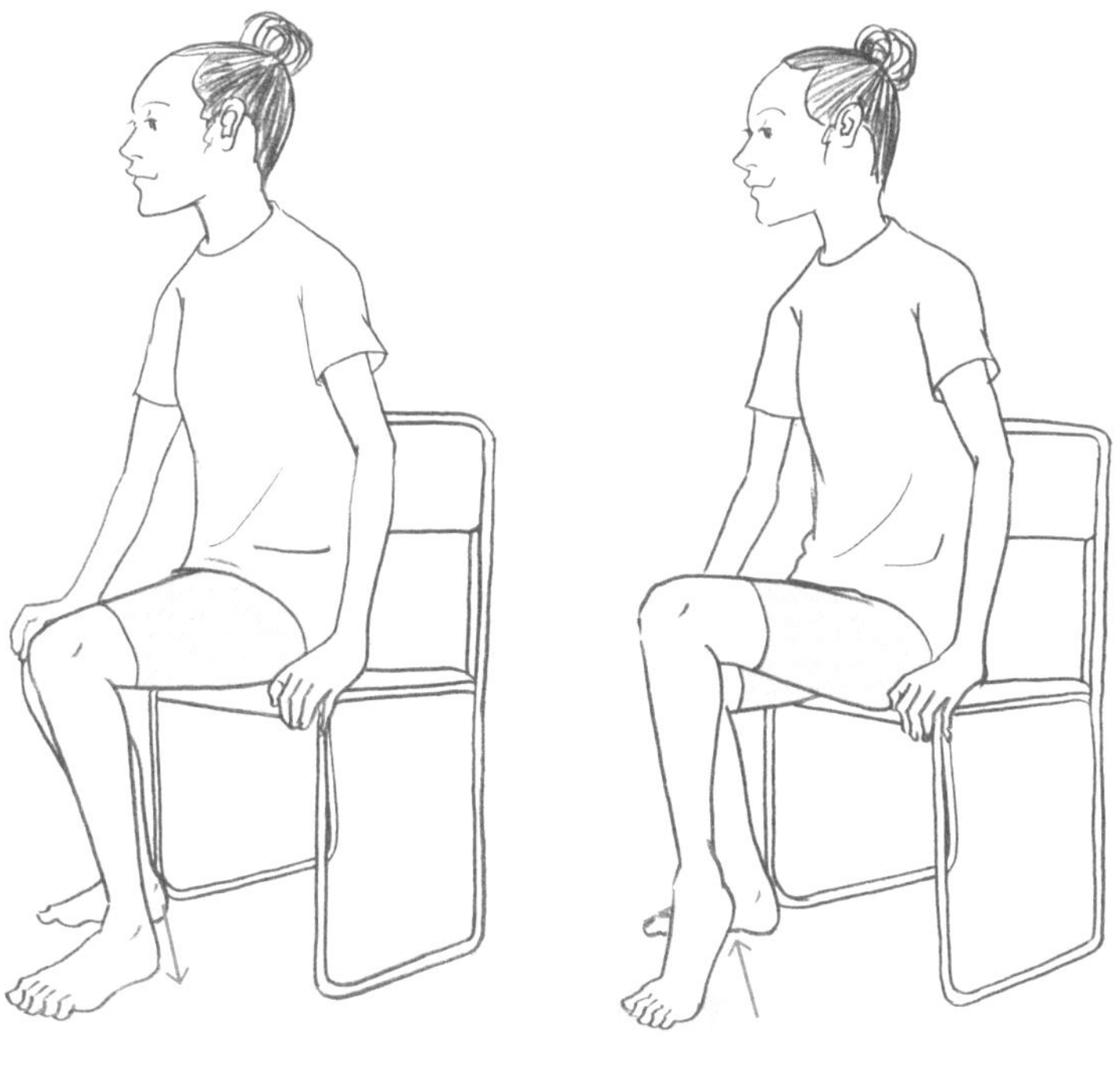

＊足の指の接地は、足の指の末端からやや腹側を意識する。
＊実感がない場合は、「1－1　手足の指先の末端を探る」で実感を得る。
＊足の指先が浮いてしまう場合は、手でサポートする。
＊慣れてきたら両足同時におこなう。

STEP 2 手を回復する——立体的な手

リハビリトレーニングでは、指の末端から手の中心に向かって、手を立体的に使えるように機能を回復していきます。

指にはそれぞれ得意な働きがあります。親指と人差し指は細かな作業をする指、中指は五本の指の中心で中指と薬指と小指を束ね、力作業をするのが得意です。

また、対立運動といって、手のひらの感情線と運命線のあたりを中心に、親指と小指を近づける動きができます。人はこの対立運動ができることによって器用に物をつまんだり、つかんだりできるのです。

このように、手は立体的に動かすことができる構造になっています。リハビリトレーニングでは、手のひらの細かな筋肉まで、丁寧に機能回復をしていくことが大切です。

手は誰もが日常的に使っているという思い込みが強いために、特に軽く考えてしまいがちなパーツです。しかし実際には、「STEP2-1　指の末端を指のつけ根につける」で早くもつまずく人が続出の、難関でもあります。

このSTEPを丹念に確認していくことで、末端に対する意識が大きく変わることでしょう。そういう意味でも、非常に重要なステップです。

慣れてくると、物言わぬ末端が饒舌にその存在を訴えかけてくるようになり、日頃の日常動作のすべてに末端が一役買っていることを実感できるようになります。

ちょっとした時間を有効に使って、ご自分の手とじっくり向き合ってみてください。

STEP

2-1

指の末端を指のつけ根につける

❶ 左手のひらを上に向ける。

❷ 人差し指、中指、薬指、小指の四本の指をそろえ、それらの指先で指のつけ根（指尖球《しせんきゅう》＝マメができる部分）に触れる。

❸ 手根《しゅこん》のあたり（手首側）、手のひらの中心、指のつけ根を、順に四本の指先で触れていく。

❹ 右手も同様におこなう。

❶

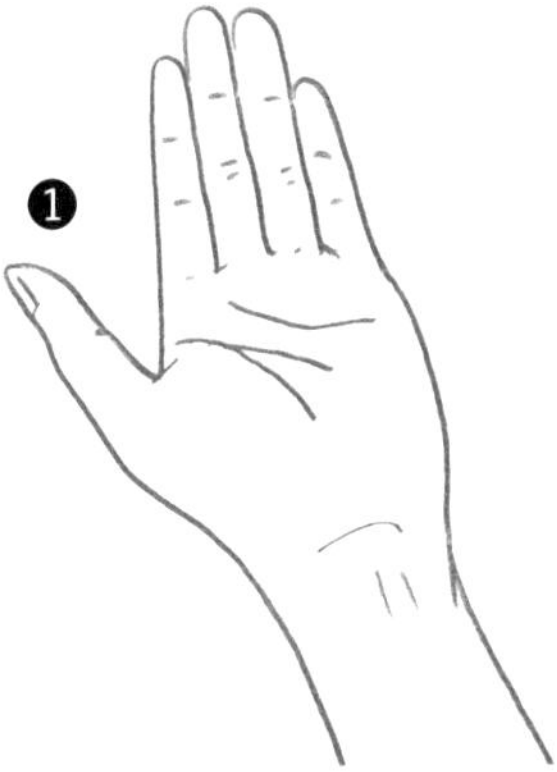

❷

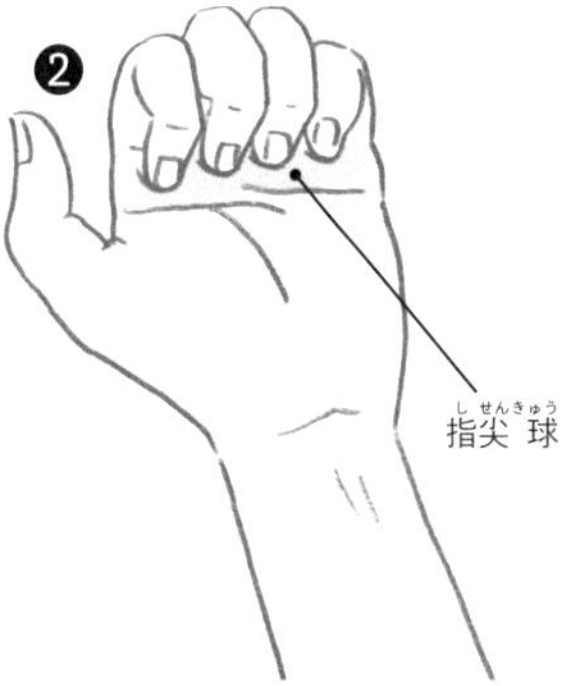

＊四本の指がそろうこと、四本の指先で触れることを意識する。

＊指がそろわない場合、いずれかの指先が浮いてしまう場合などは、反対側の手でサポートする。

＊四本の指をそろえた状態で指先で指のつけ根（指尖球）に触れることができるようにする。

❸

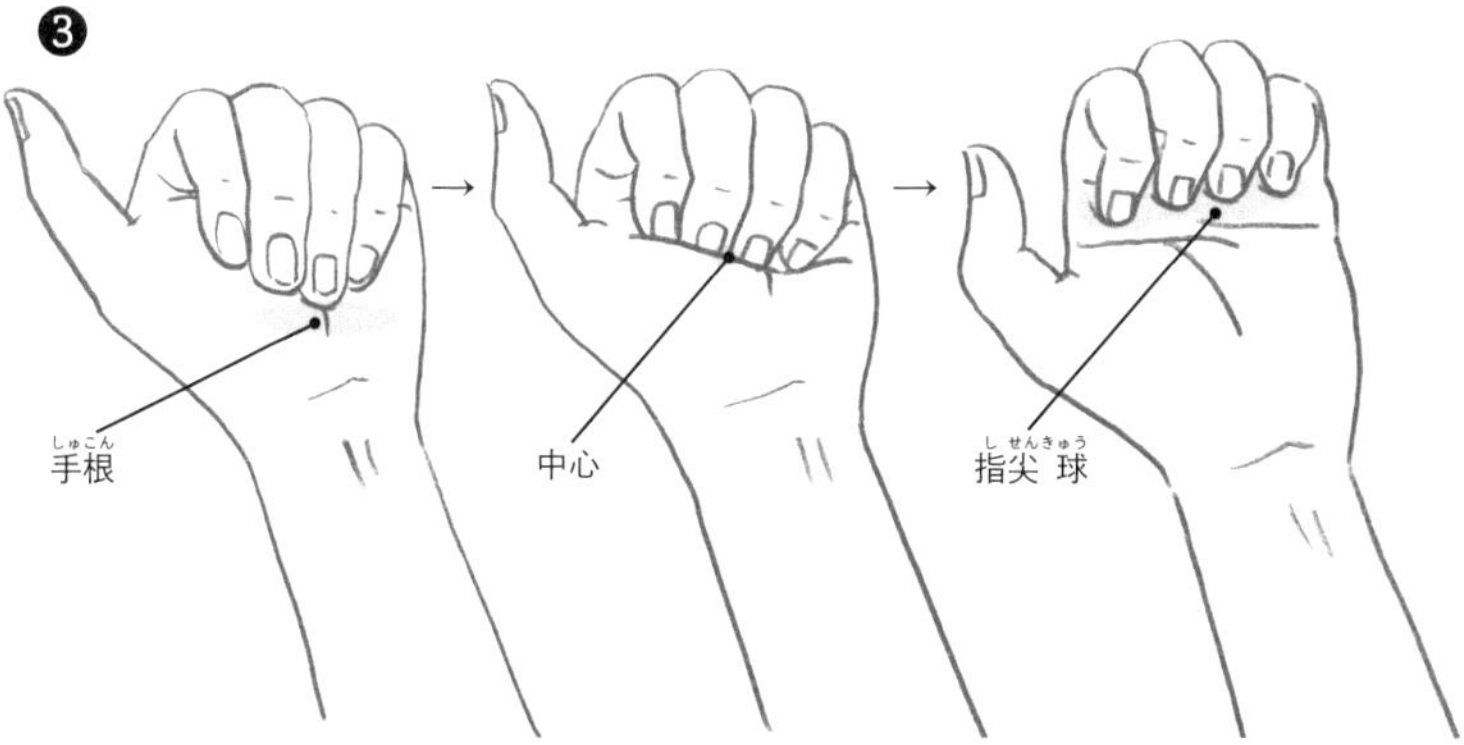

STEP

2-2

指と指をつける

❶ 左手のひらを上に向ける。

❷ 「パー」の状態から中指を両側の指で挟みこむように力を入れる。

❸ 指と指の間に力が入っているか、反対側の手で軽く小指を引き離して確認する。

❹ 右手も同様におこなう。

❶
❷

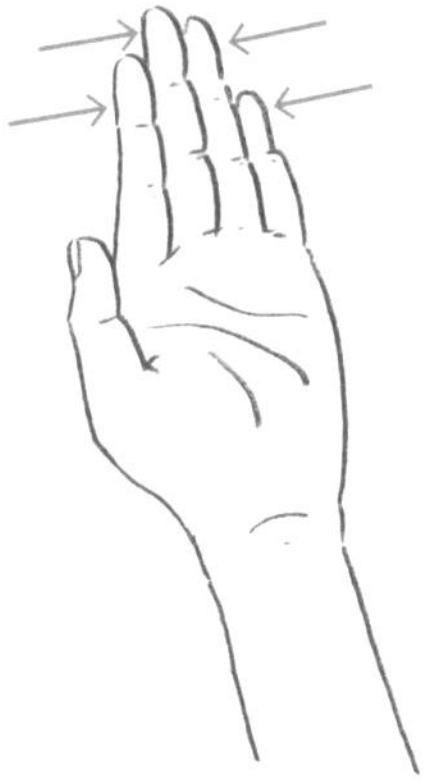

❸

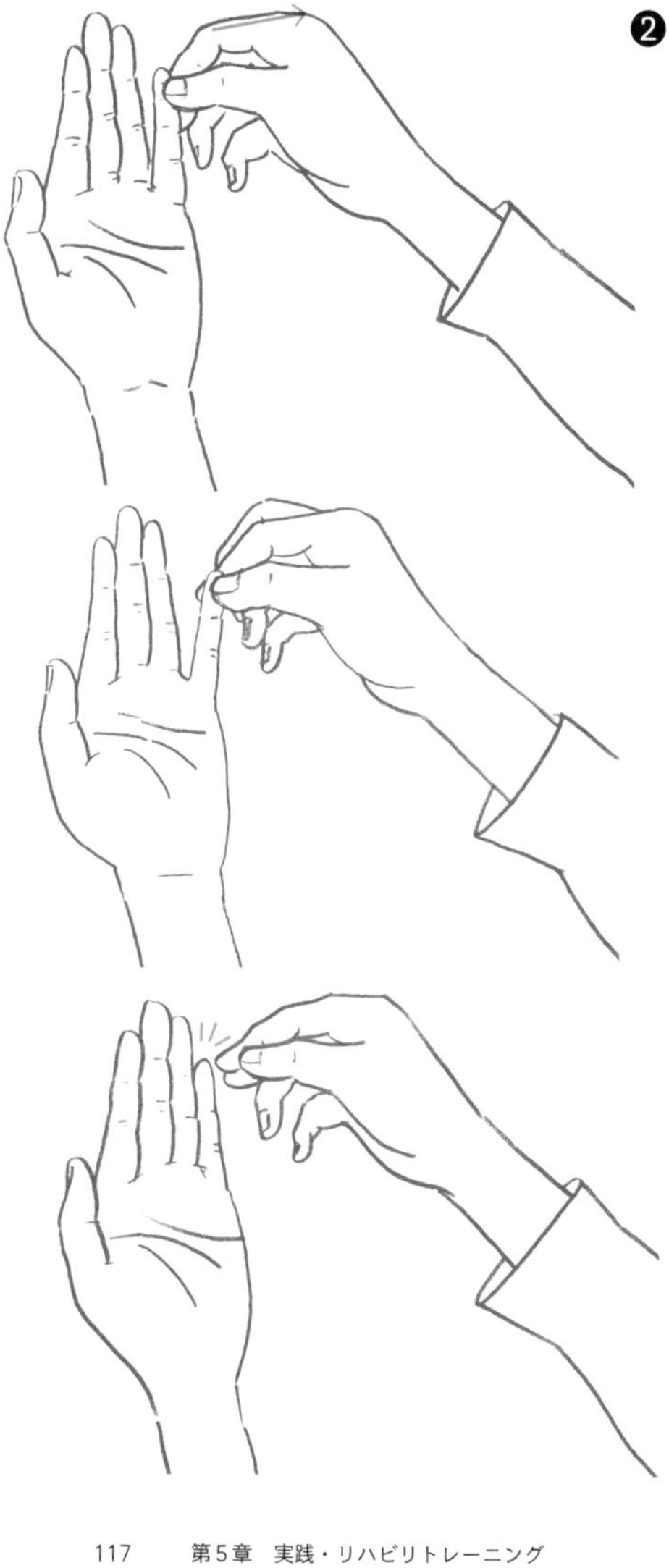

＊指と指の間の筋肉を使えるようにする。

＊小指が離れやすいので注意。

＊指がきれいにそろわない場合は、反対側の手でサポートする。

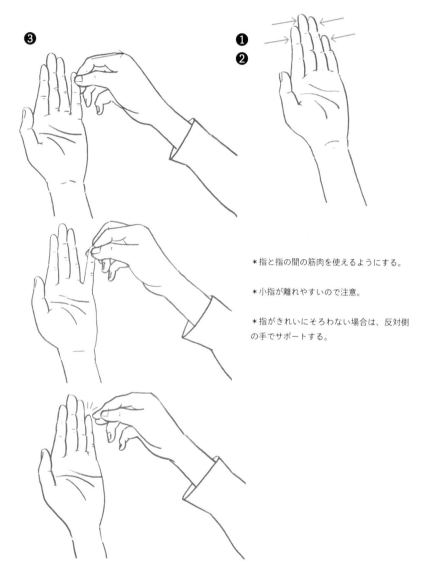

STEP

2-3

指をそろえてつけ根から曲げる

❶ 左手の指をそろえる。

❷ 指をそろえたまま、指のつけ根の関節（MP関節）から九〇度曲げる。親指は他の四指の向きに合わせる。

❸ 指と指の間に力が入っているか、反対側の手で軽く小指を引き離して確認する。

❹ 右手も同様におこなう。

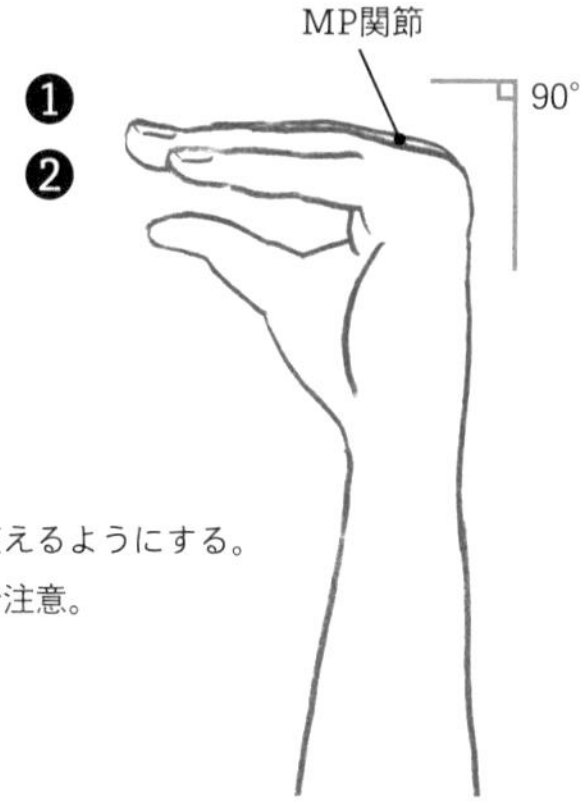

*指と指の間の筋肉を使えるようにする。
*小指が離れやすいので注意。

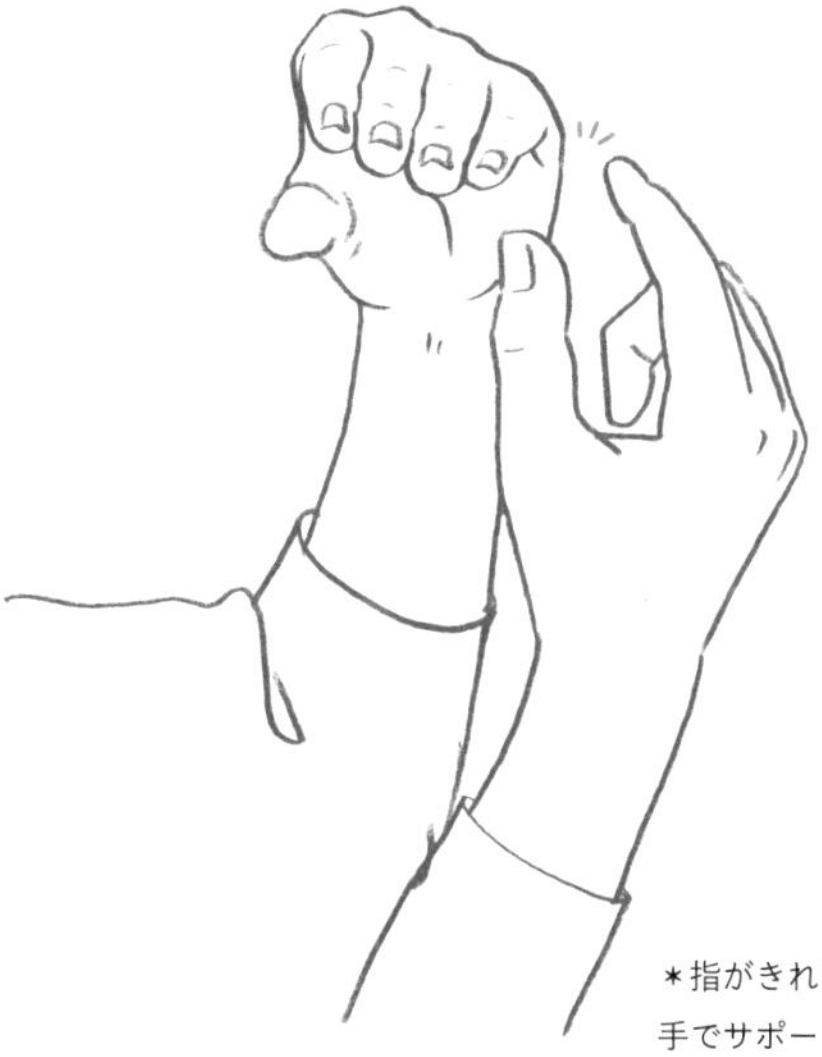

❸

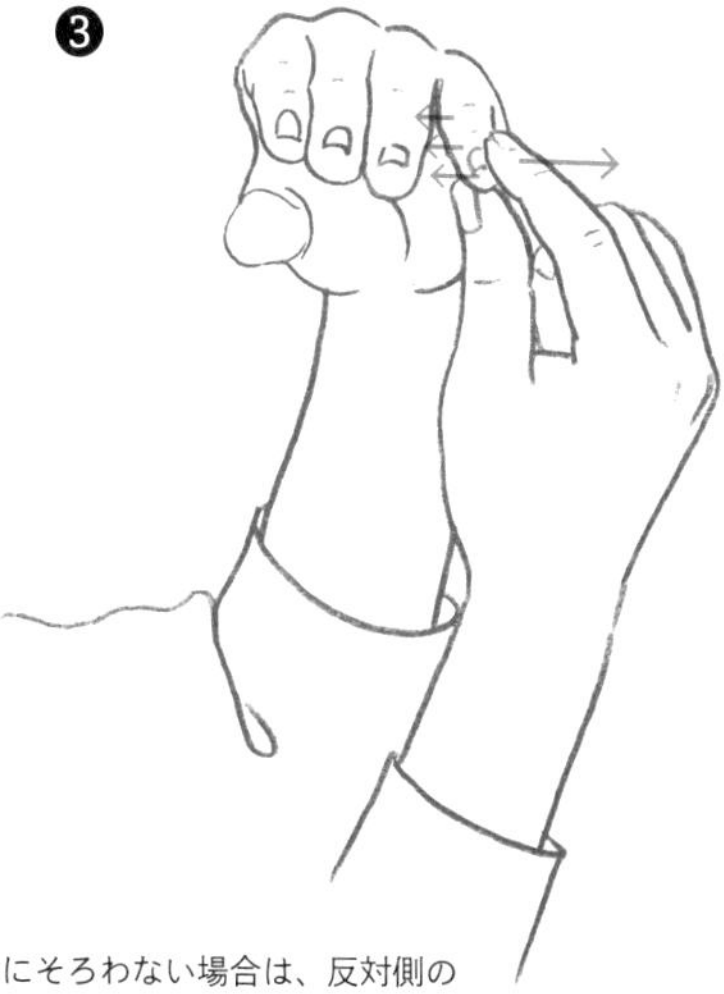

*指がきれいにそろわない場合は、反対側の手でサポートする。

STEP

2-4

指を開く

❶ 左手の甲を上に向ける。

❷ 左手を「パー」にして、親指と小指を一八〇度開く。
このとき、手の甲の中の筋肉が働くよう意識し、中指を中心に親指と指を開く。

❸ 右手も同様におこなう。

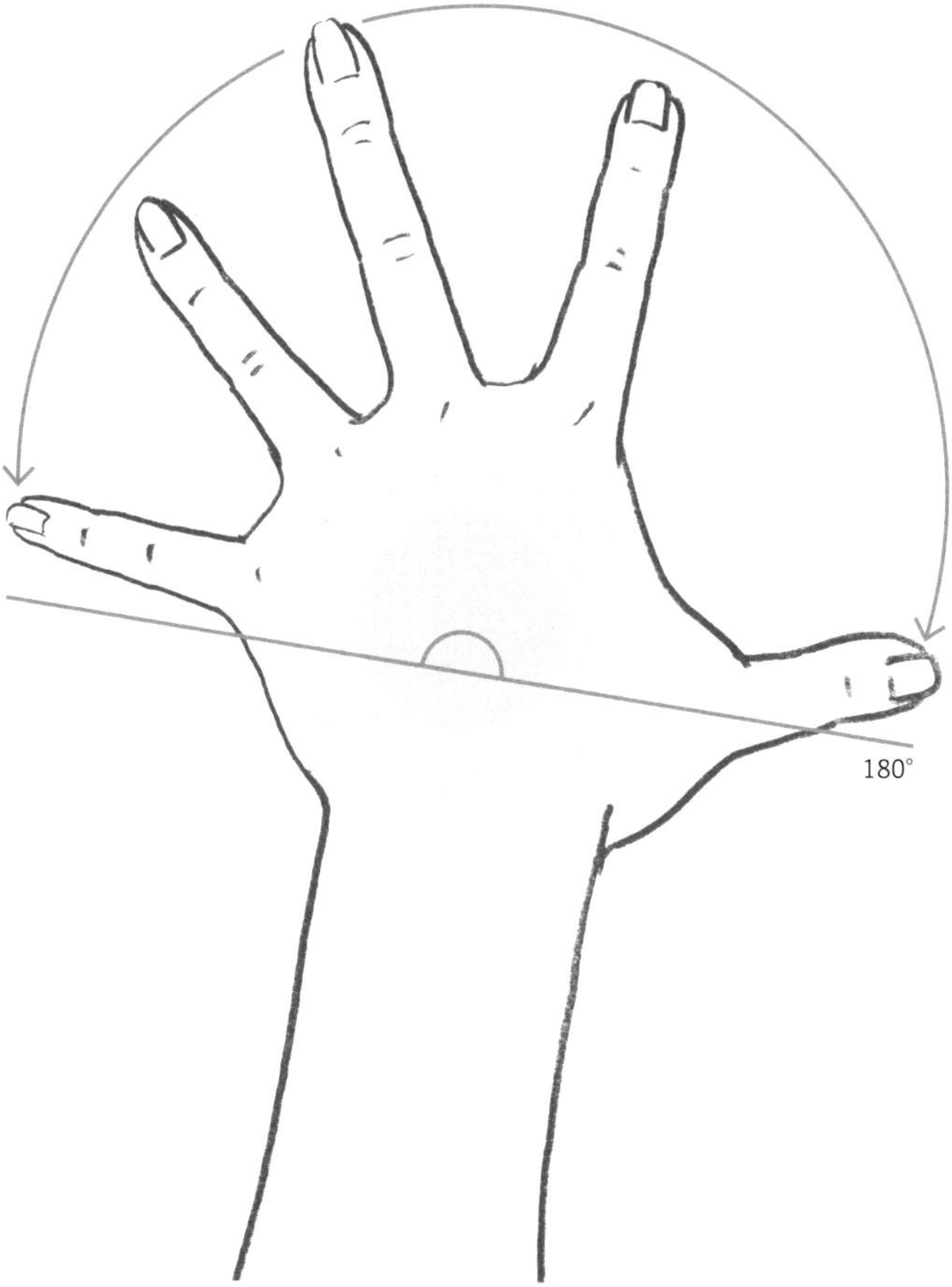

＊手の甲の筋肉を使えるようにする。
＊親指と小指の指先をできるだけ離す。
＊指を開く方向がよくつかめない場合は、反対側の手でサポートする。

STEP

2-5

握る

❶ 左手のひらを上に向ける。

❷ 小指から順に指を曲げ込んで「グー」をつくる。このとき指先から巻き込むようにして、ツメが見えないように握り込み、できるだけ小さな「グー」をつくる。

❸ 親指は中指と人差し指に重ねる。

❹ 右手も同様におこなう。

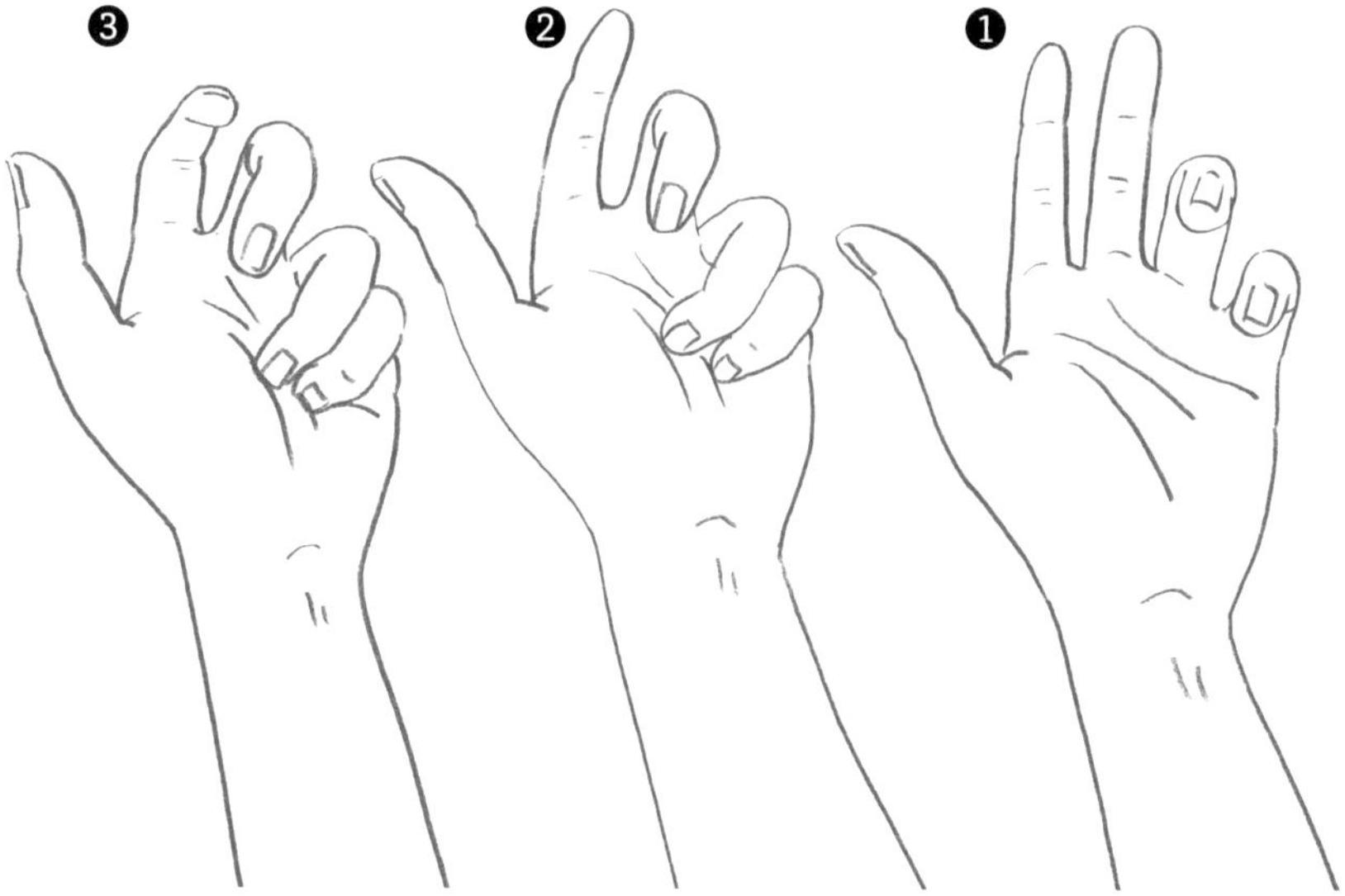

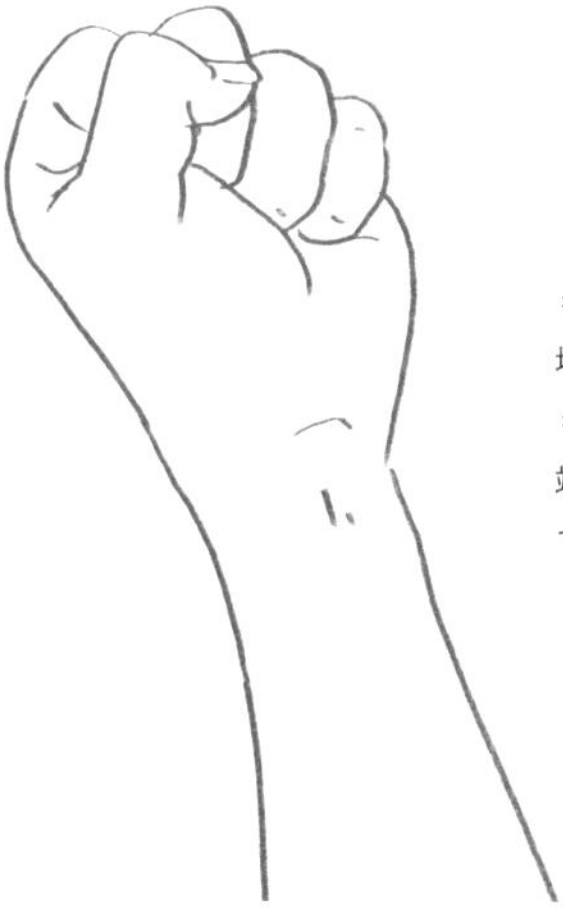

＊指がそろわない場合、指をしっかり巻き込めない場合は、反対側の手でサポートする。
＊ツメが隠せない場合は、「1－1 手足の指先の末端を探る」「2－1 指の末端を指のつけ根につける」でおさらいをする。

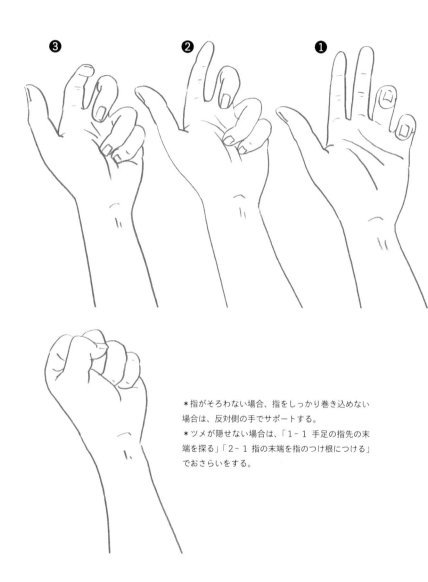

STEP 3 足を回復する——足のアーチ構造

リハビリトレーニングでは、動作の際に生じる強い圧力や衝撃をやわらげることができ、身体を安定して支えることができる足を目指して機能を回復していきます。

一般的に母趾球《ぼしきゅう》、小趾球《しょうしきゅう》、かかと、の三点で身体を支持するといわれていますが、五本の指先とかかとを支点にアーチ構造を備えたほうが、感覚と運動、さらに強靭な支持性を備えられます。

そして、足の指先からすねの骨までを、すべての関節でつなげ、地面からの衝撃をやわらげ、身体を安定させることができるように、アーチ構造をつくることが大切です。リハビリトレーニングでは、足の指先から足首の動きまでをつなげて機能回復することが肝です。

足指を握り込むなど、慣れない足の動きをしたときにうまくコントロールできず、足の指や足の裏の筋肉がつりそうになることがあります。そのときは、無理をせず、速やかに立ち上がって足を踏み替えるようにするなどして足の筋肉を馴染ませてください。

足のアーチ構造の支点

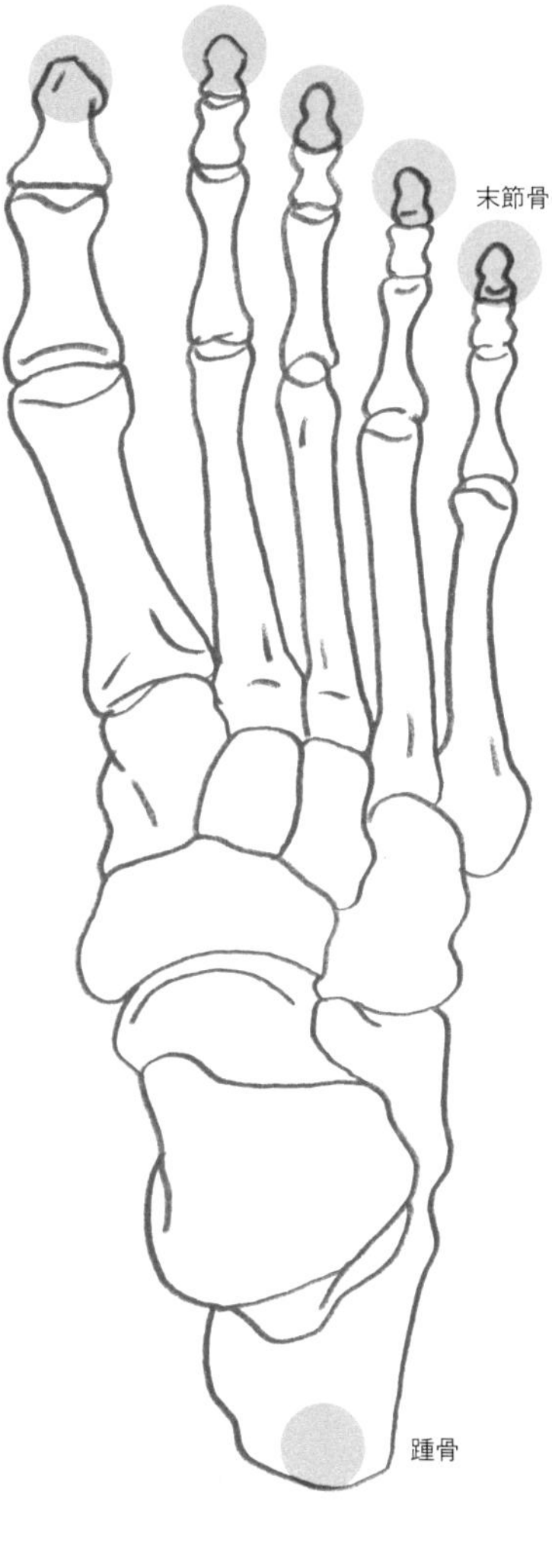

STEP

3-1

足の指を手繰《たぐ》り寄せる

❶ いすに座る。

❷ 地面をひっかくように、左足の指先で「手繰りよせる↔戻す」の動きを繰り返し、五本の指先の実感を得る。

❸ 右足も同様におこなう。

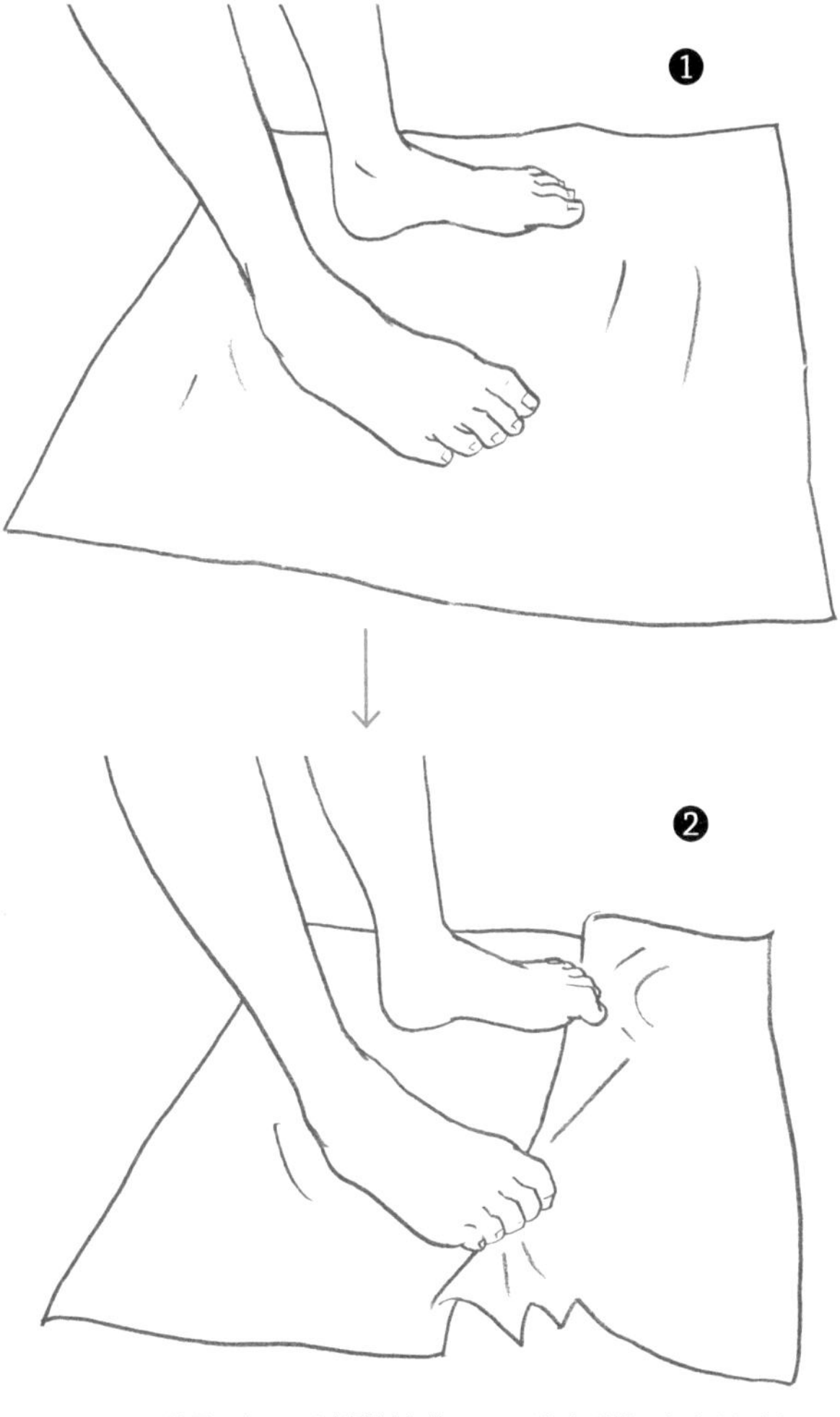

＊足元にタオルや新聞紙を敷いて、それを手繰りよせるもよし。
＊小指と薬指が手薄になりやすいので注意。
＊慣れてきたら両足同時におこなってもよい。

STEP

3-2

足の指を使う

❶ 足元にタオルやスポンジを用意する。

❷ いすに座った状態で、足元のタオルやスポンジをつかむ。
このとき、足の小指側から使うことを意識する。

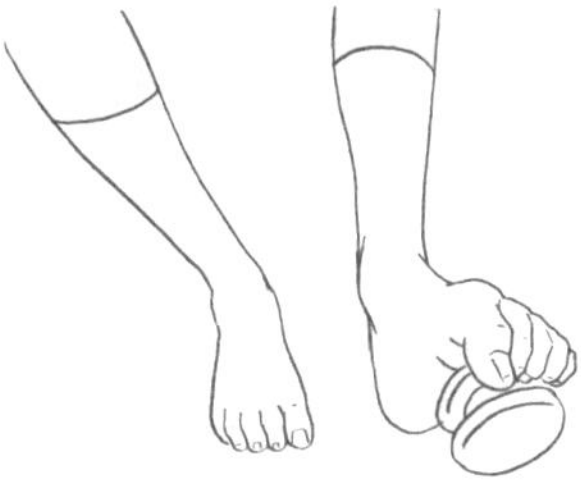

牧神の蹄をつかむ

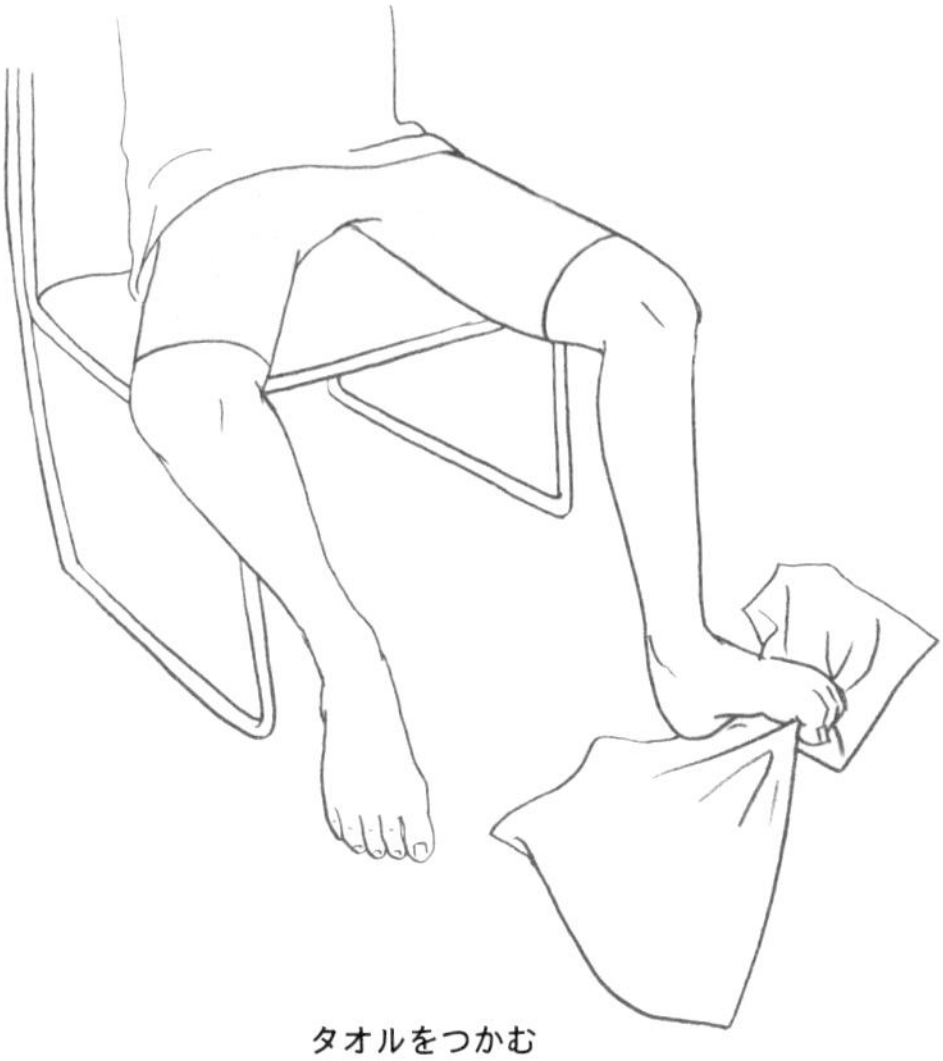

タオルをつかむ

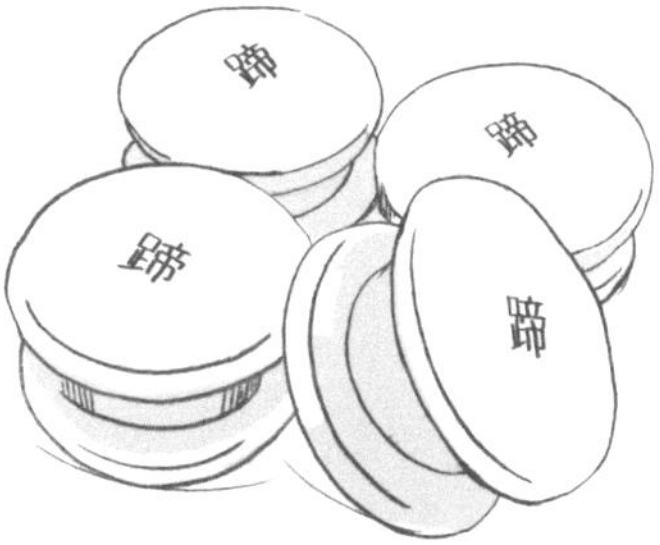

牧神の蹄

＊足の親指を使いたくなるが、小指、薬指を意識して使うことが重要。

＊応用編として足指トレーニングブロック（牧神の蹄）をつかむ。
また、足の指でさまざまな素材に触ることは感覚アップにつながる。

STEP

3-3

足の指を握り込む──「グー」をつくる

❶ 長座《ちょうざ》（足をまっすぐ伸ばした状態）で床に座る。

❷ 左ひざを曲げ、右足を左足の太もも下に引き寄せ、左足のつま先を前に立てる。

❸ 左足の指を握り込む。
このとき、指先とかかとの距離が近づくように足の裏の筋肉を縮める。

❹ 右足も同様におこなう。

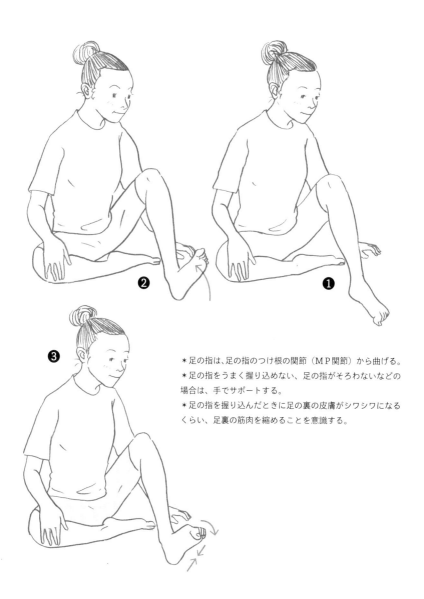

❷

❶

❸

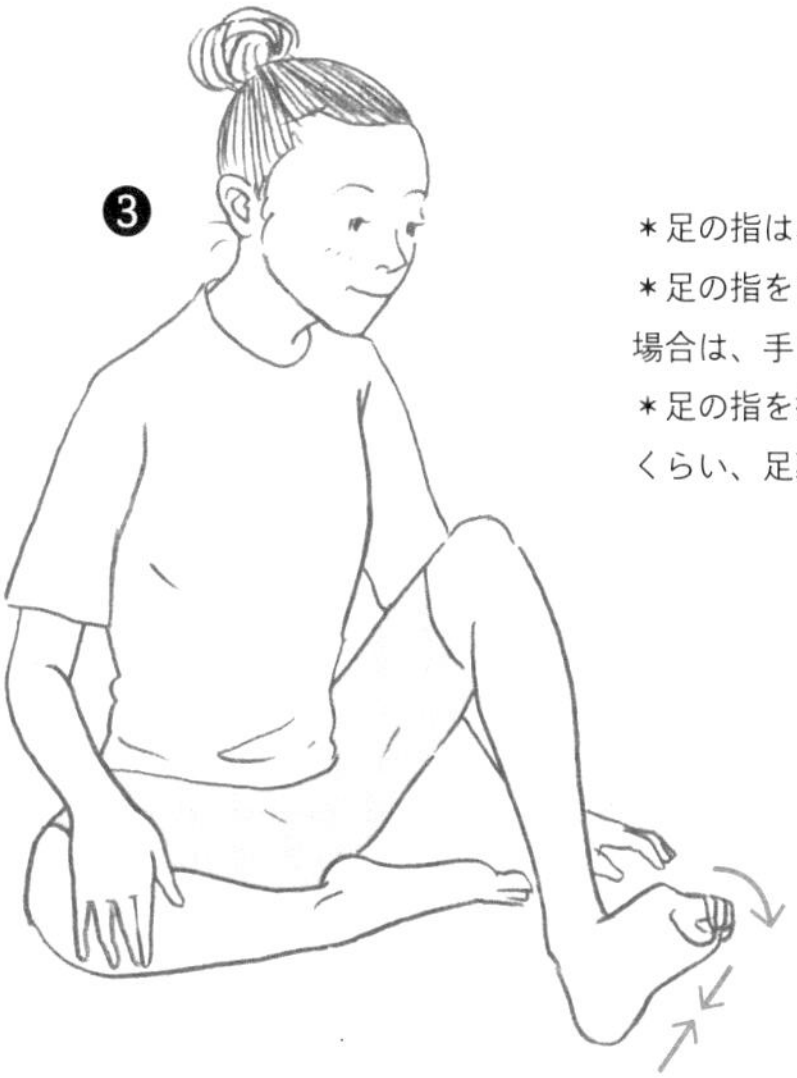

＊足の指は、足の指のつけ根の関節（ＭＰ関節）から曲げる。

＊足の指をうまく握り込めない、足の指がそろわないなどの場合は、手でサポートする。

＊足の指を握り込んだときに足の裏の皮膚がシワシワになるくらい、足裏の筋肉を縮めることを意識する。

STEP 3-4

足の指を開く――「パー」をつくる

❶ 長座で床に座る。

❷ 左ひざを曲げ、右足を左足の太もも下に引き寄せ、左足のつま先を前に立てる。

❸ 左足の指を開いて「パー」をつくる。
このとき、小指と親指の指先の距離ができるだけ離れるように意識する。

❹ 右足も同様におこなう。

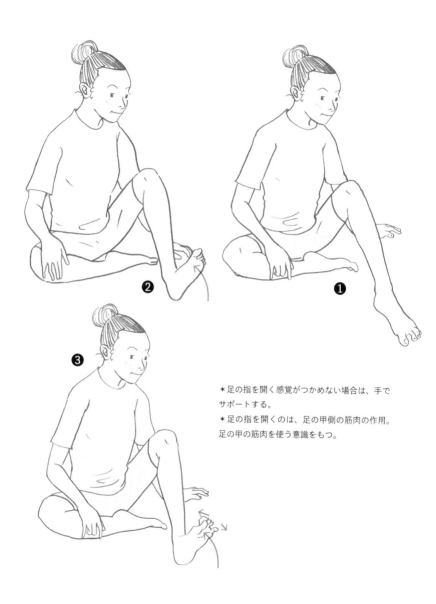

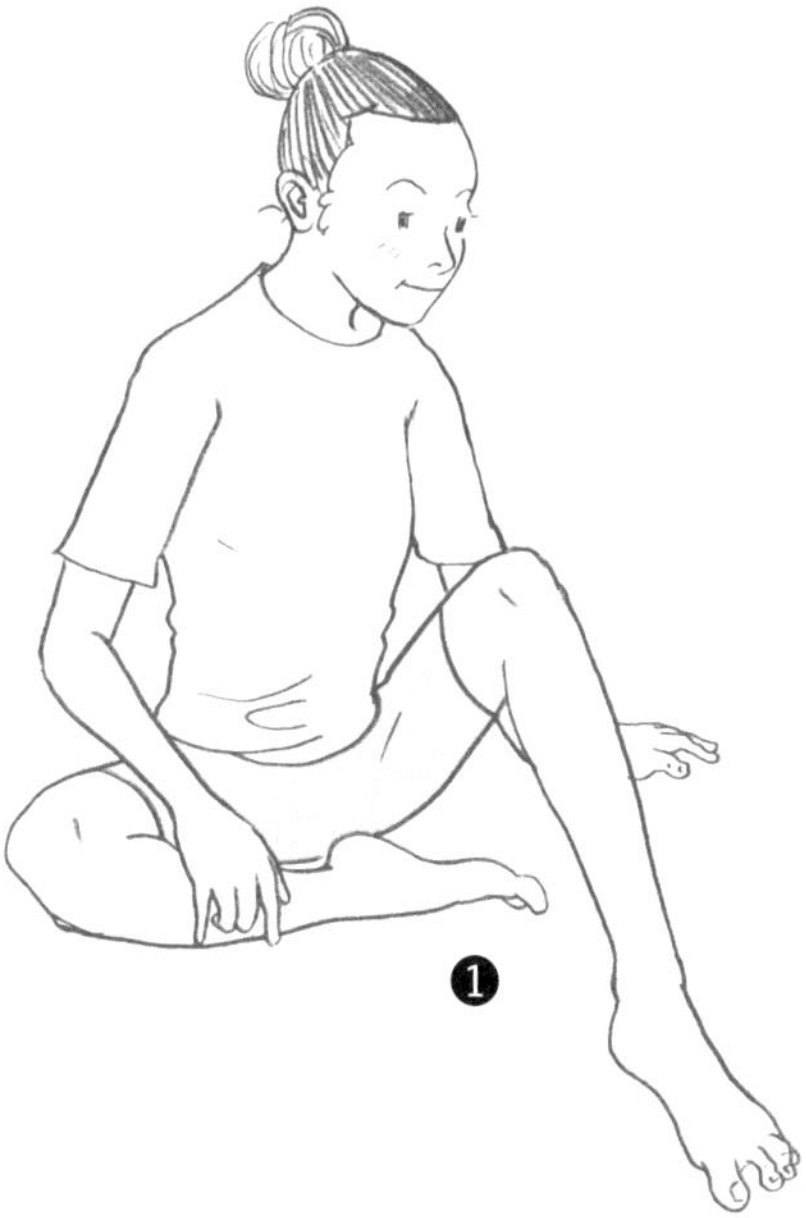

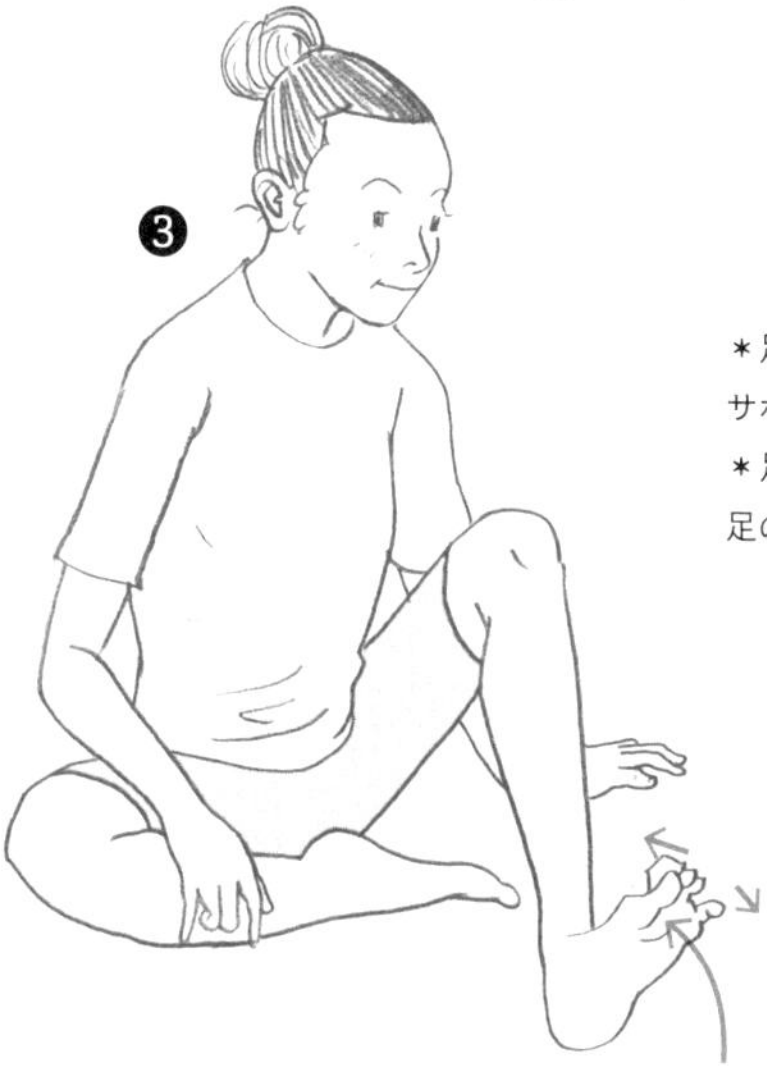

＊足の指を開く感覚がつかめない場合は、手でサポートする。
＊足の指を開くのは、足の甲側の筋肉の作用。足の甲の筋肉を使う意識をもつ。

STEP

3-5

「グー」をキープして足首を動かす

❶ 長座で床に座る。

❷ 左ひざを曲げ、右足を左足の太もも下に引き寄せ、左足のつま先を前に立てる。

❸ 左足の指を握り込んで「グー」をつくる。
その「グー」をキープして足首を動かす。

つま先を自分の側に近づける、遠ざける、の動きを繰り返し、足の指と足首の動きを実感する。

❹ 右足も同様におこなう。

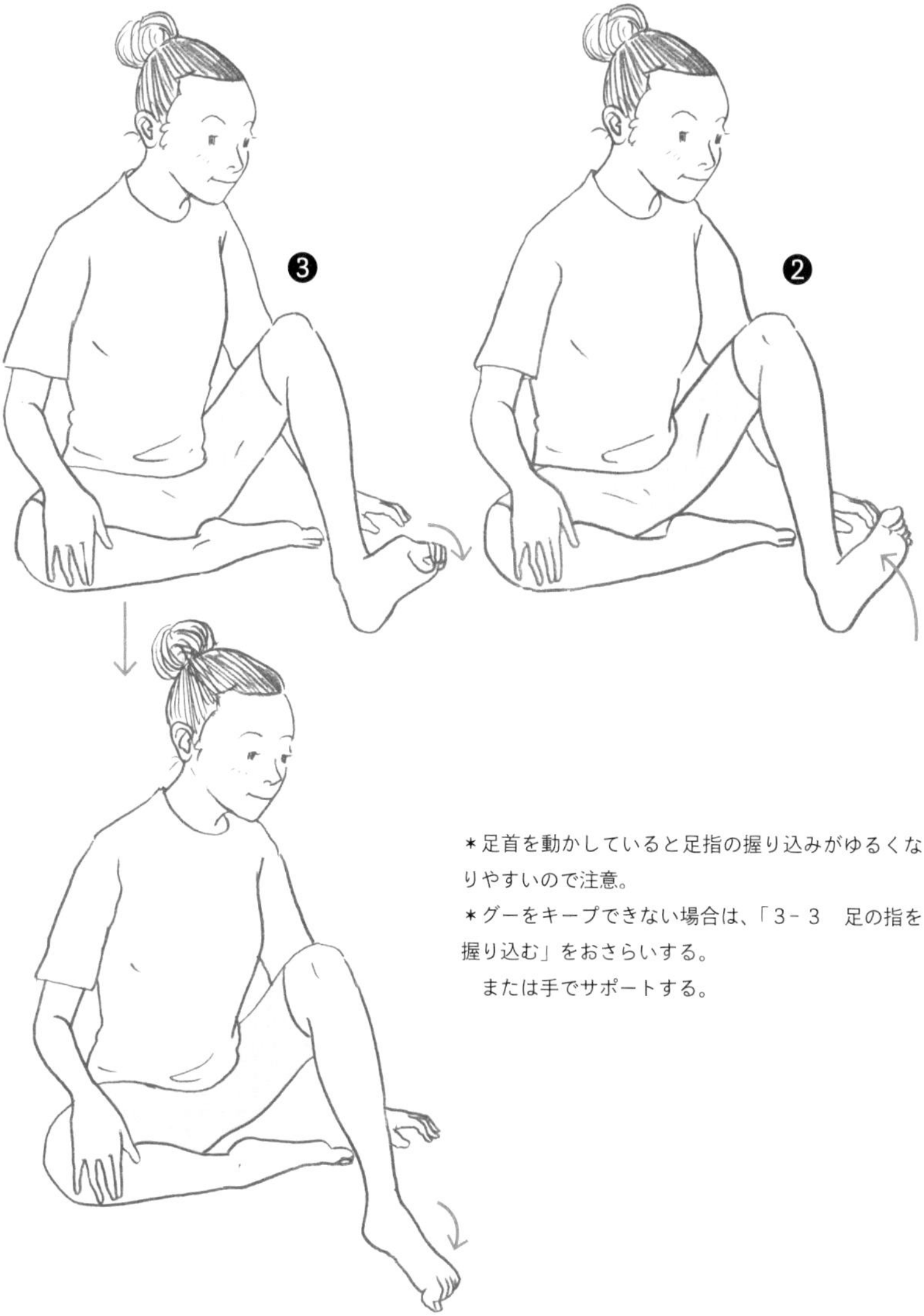

＊足首を動かしていると足指の握り込みがゆるくなりやすいので注意。
＊グーをキープできない場合は、「3－3　足の指を握り込む」をおさらいする。
　または手でサポートする。

STEP

3-6

「パー」をキープして足首を動かす

❶ 長座で床に座る。

❷ 左ひざを曲げ、右足を左足の太もも下に引き寄せ、左足のつま先を前に立てる。

❸ 左足の指を開いて「パー」をつくる。その「パー」をキープして足首を動かす。つま先を自分の側に近づける、遠ざける、の動きを繰り返し、足の指と足首の動きを実感する。

❹ 右足も同様におこなう。

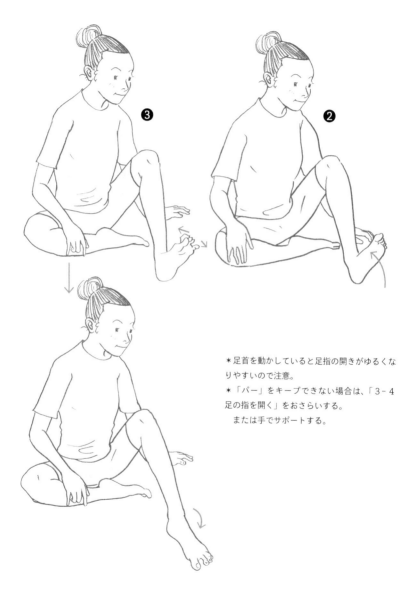

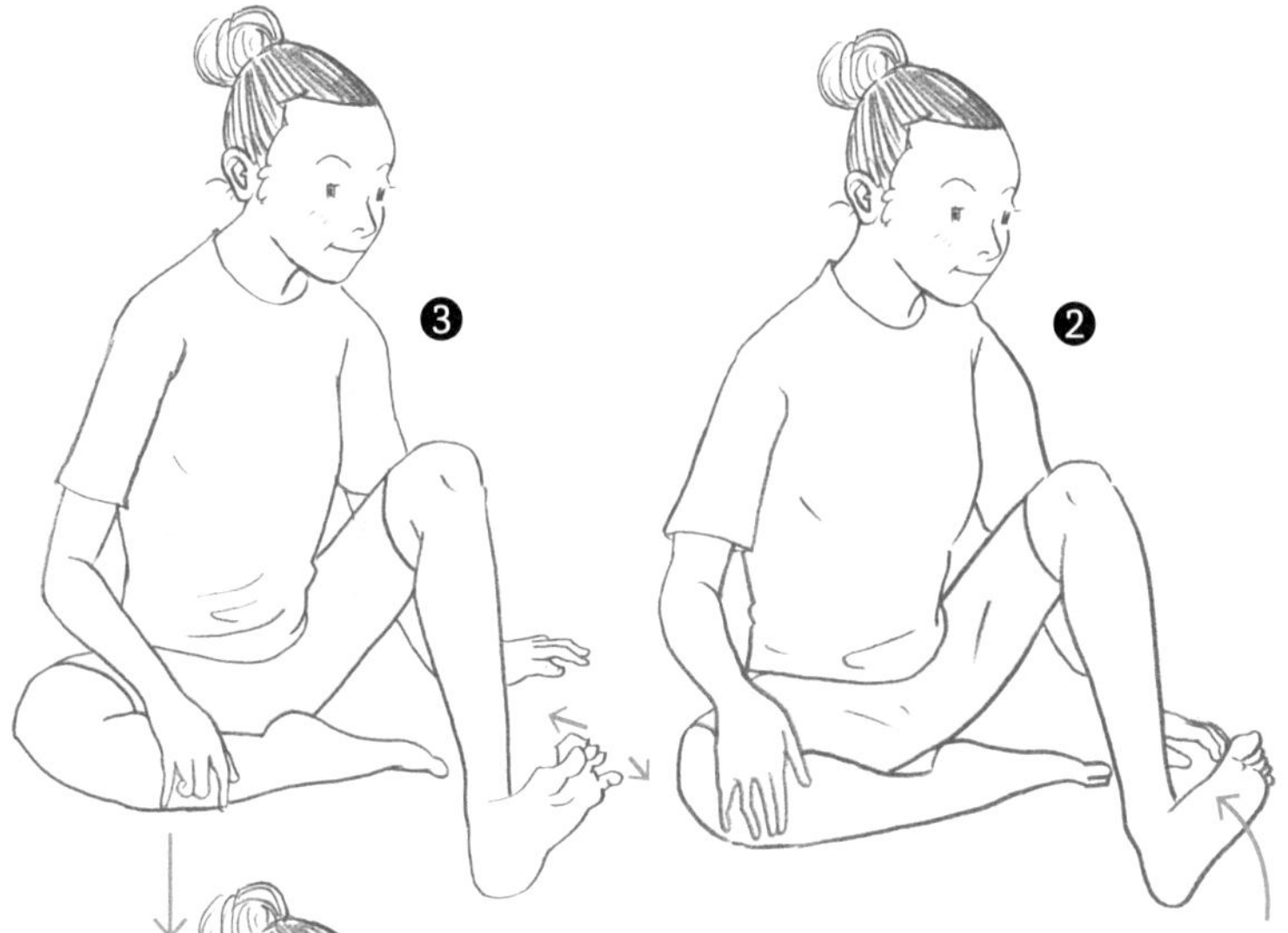

＊足首を動かしていると足指の開きがゆるくなりやすいので注意。
＊「パー」をキープできない場合は、「3－4 足の指を開く」をおさらいする。
　または手でサポートする。

STEP

3-7

つま先立ち

❶ 机や壁に向かって立つ。

❷ 机や壁に両手をついて身体を安定させた状態で、つま先立ちをする。このとき五本の足の指先が床についていることを実感できるようにする。

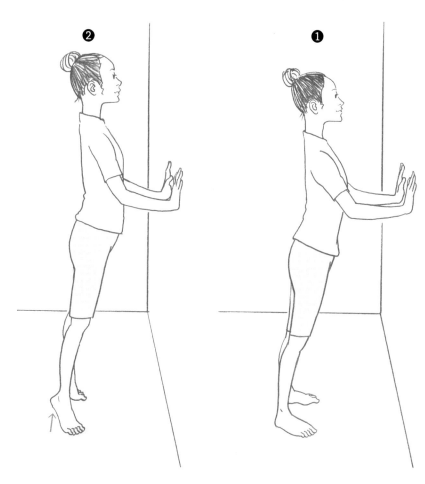

＊足の指先の接地が抜けたまま、つま先立ちを繰り返すと、足元にねじれをつくるので注意。
＊足の指先の感覚がない場合は、「1－3　足の指先でプッシュ（押す）」で確認する。

STEP 4 ひじ、肩を回復する

ここからのリハビリトレーニングでは、手から腕、体幹までをつながりをもって、快適に全身運動をおこなえるよう機能の回復を促していきます。

ポイントは、ひじの位置の感覚とひじの関節の運動方向を実感することです。

ひじの末端は、腕をひねったり上に持ち上げたりして意識しない限り、視界に入ってこない部位でもあるため、その存在を自ら意識することはあまりありません。

しかし、ふと目にした他人のひじの黒ずみが気になるなど、他人からはよく見られている部分でもあります。

このひじの末端を意識するだけでも、上半身はつながりを取り戻しやすくなります。

ひじを実感することで、腕の位置が定まり、姿勢を安定して保持することができ、手を使いやすく動かしやすくします。

腕は、体幹でのど元の関節（胸鎖関節）とつながって動く構造になっています。

このSTEPで取り上げるトレーニングはどれも決して難しいものではありませんが、手から腕、そして体幹へとつながる流れは、上半身の状態を決定づけます。しっかり身につけるようにしましょう。

リハビリトレーニングは、それらのつながりから全身のつながりを意識して実感することが大切です。

STEP

4-1

ひじで脇腹をなぞる

❶ 右手で、左ひじの末端（ひじのとがった部分）を確認する。

❷ その左ひじの末端で、左の脇腹をなぞるように動かす。

❸ 右も同様におこなう。

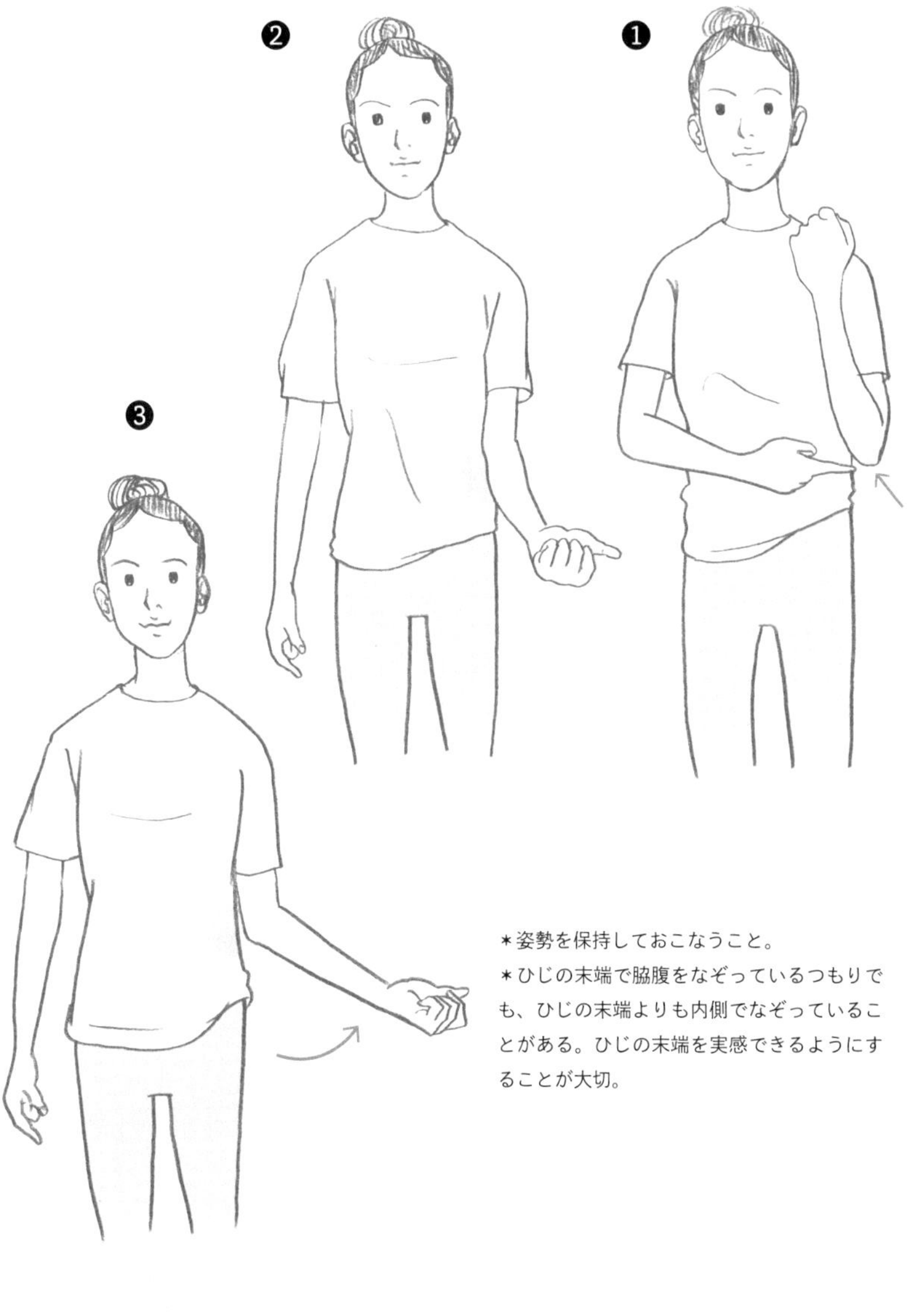

＊姿勢を保持しておこなうこと。
＊ひじの末端で脇腹をなぞっているつもりでも、ひじの末端よりも内側でなぞっていることがある。ひじの末端を実感できるようにすることが大切。

STEP

4-2

ひじを回す

❶ 左腕を体幹（胴体）につける。

❷ 左ひじを九〇度曲げ、手のひらを上にする。

❸ 右手で左ひじに触れながら手のひらを下、手のひらを上、の動きを繰り返し、ひじの外側の関節（腕橈《わんとう》関節）が動いていることを実感できるようにする。

❹ 右も同様におこなう。

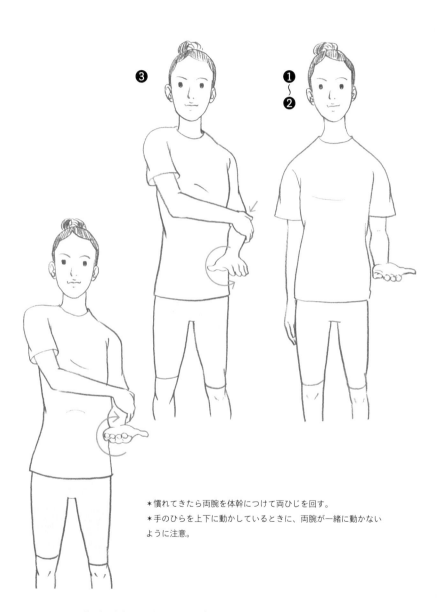

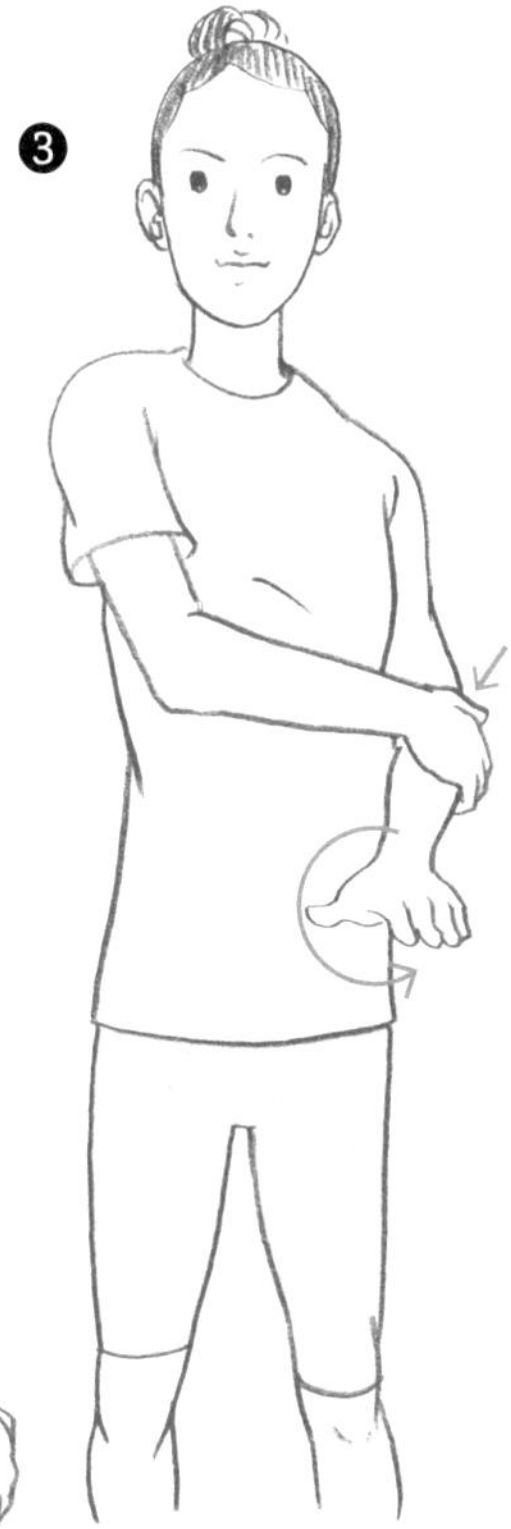

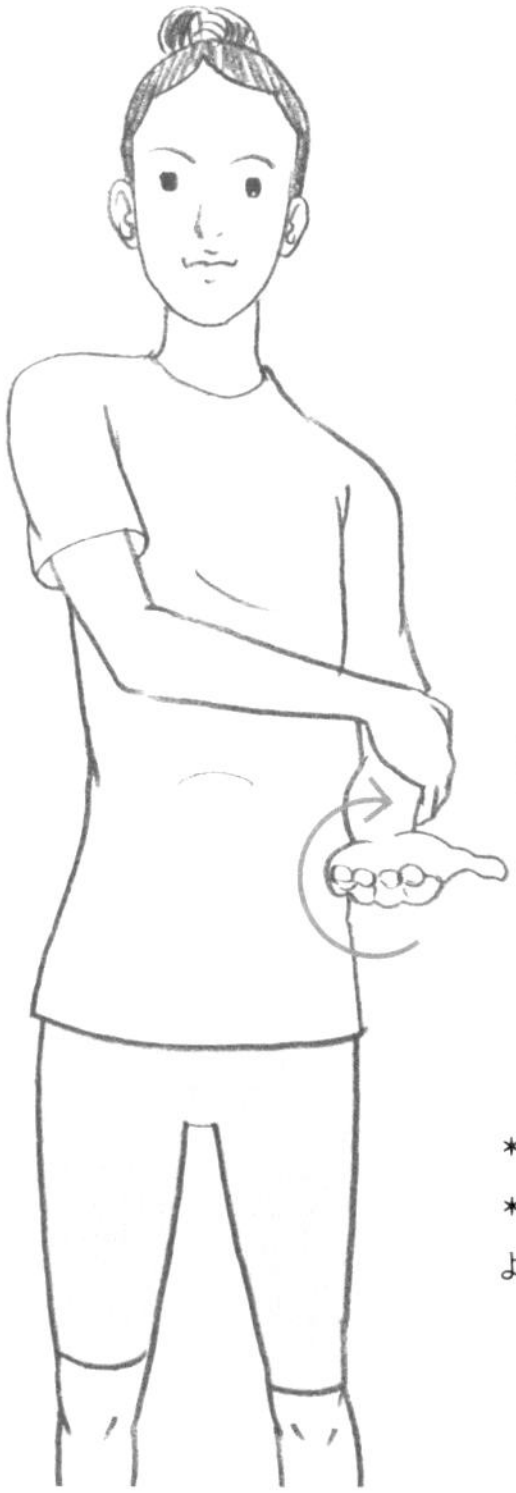

＊慣れてきたら両腕を体幹につけて両ひじを回す。
＊手のひらを上下に動かしているときに、両腕が一緒に動かないように注意。

STEP

4-3

ひじを真上にあげる

❶ 左ひじを曲げた状態で、左の上腕を体幹につける。

❷ 右手でのど元の関節（胸鎖《きょうさ》関節）を確認する。

❸ 左ひじを真上にあげる。
繰り返しおこない、のど元の関節が動いていることを実感できるようにする。

❹ 右も同様におこなう。

＊のど元の関節が実感できない場合は、円を描くようにひじを回してみたり、動きを感じられる方向を探ってみる。

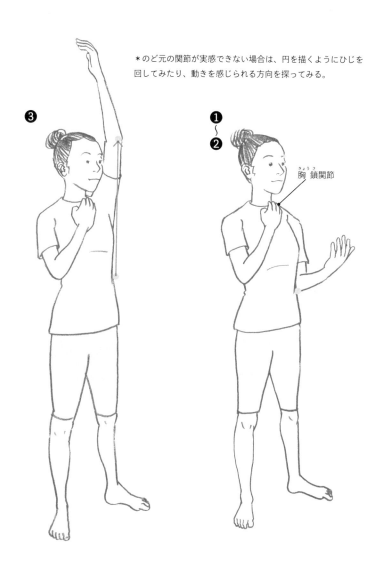

STEP

4-4

手のひらのつけ根で身体を支える

❶ 机や壁に向かって立つ。

❷ 手のひらのつけ根（手根《しゅこん》）で机や壁に両手をつく。

❸ その状態で上体を軽く前後に揺らす。
このとき、前腕の骨の手応えを実感できるようにする（上体を前後に揺らし前腕の骨が垂直に立った位置に来たとき手応えを実感できる）。

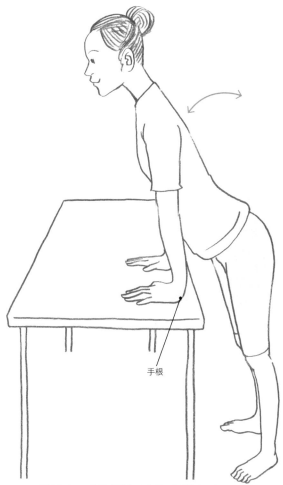

＊手のひらのつけ根（手根）は前腕の延長線上にある。
＊前腕の骨は長軸に対して垂直に力がかかる位置に強い。

STEP 5 股関節を回復する

ここからのリハビリトレーニングでは、足から太もも、体幹までがつながりをもって、快適に全身運動をおこなえるよう、機能の回復を促していきます。

ポイントは、股関節の位置の感覚と股関節の運動方向を実感することです。股関節を実感することで、身体を扱いやすく、足を動かしやすくします。

繰り返しになりますが、リハビリトレーニングは、全身のつながりを実感することが大切なので、つながっている様子をイメージしましょう。

このＳＴＥＰの「開脚前屈・股割り」では、べったりと開脚する必要はありません。自分の身体の状態にあわせて、できる範囲でおこなうことが何よりも大切です。慣れてきたら無理のない範囲で徐々に角度を深くしていくとよいでしょう。

股割りは大変奥が深いものでもあり、私は股割りを究《きわ》めるために「MATAWARI

JAPAN」を主宰し、仲間とともに日々研究・活動にいそしんでいます。股割りは一般的にはやや難しいトレーニングでもありますが、股関節は下半身の要でもあるため、じっくり時間をかけて向き合いたい部位です。

まずは、「股関節で動く」で、あなたの正しい股関節の位置を確認することが重要です。そして、日常生活の中で、自分の股関節がどのような状態にあるか、その位置を確認すること。それを意識するだけでも、あなたの下半身の状態は格段に変わります。

STEP

5-1

股関節で動く

❶ いすに座って股関節を確認する。
片側のおしりを軽く上げ、太ももの側面をおしりに向かって手で触れていくと、骨が確認できる。この骨が大腿骨の大転子《だいてんし》で、股関節はその奥にはまっている。

反対側も同様に確認する。

❷ 鼻棘耳孔線《びきょくじこうせん》の頭の位置を水平にキープしたまま体幹を前後に動かす。
このとき、股関節の動きを実感できるようにする。

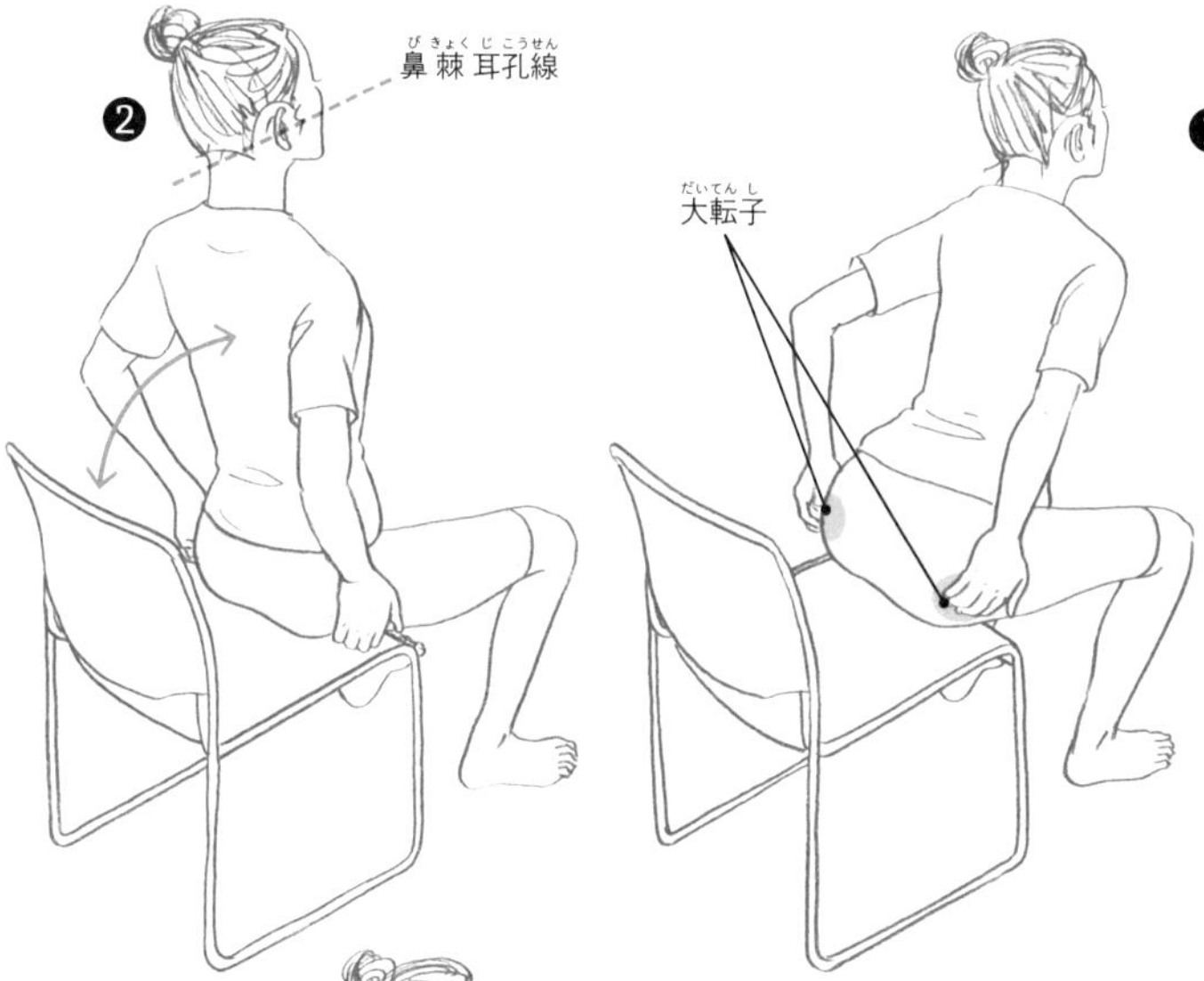

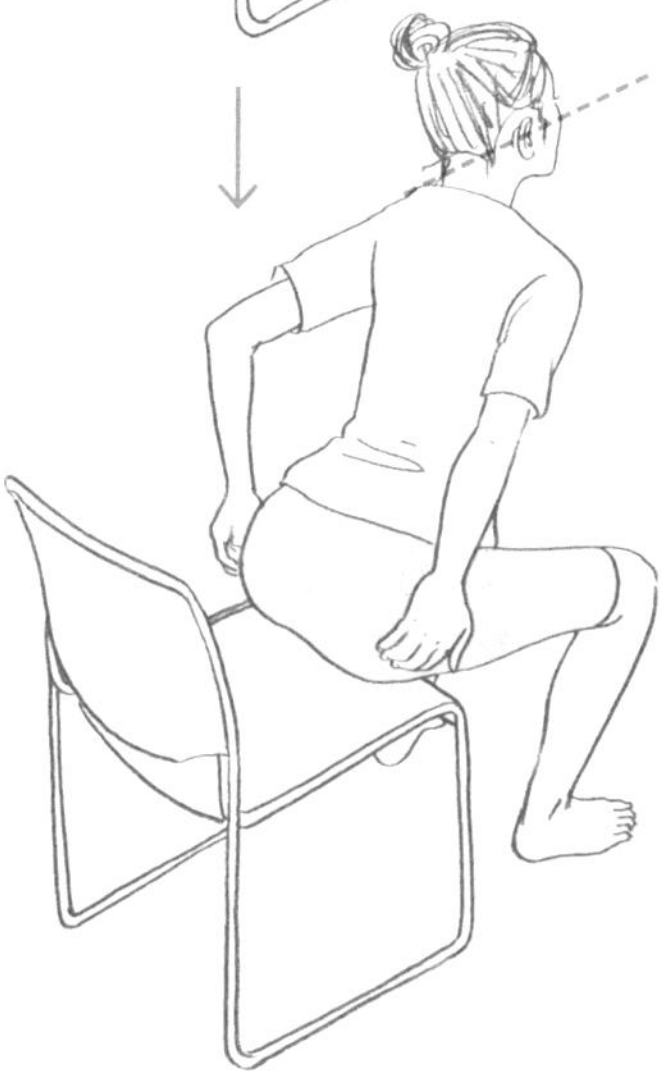

＊恥骨をつけて座る位置でおこなう。「恥骨をつけて座る」がわからない場合は、4章「5　トライアングルベース――恥骨で座る」を参照のこと。
＊股関節の指標は大転子。どのような姿勢でも股関節の位置を明確にしておくことが大切（4章「1　股関節――おしりの関節からお辞儀をする、足を動かす」を参照のこと）。
＊足の接地は浮かさないように安定させておこなう（3章「足の接地＝身体の土台――身体の土台をレベルアップする」を参照のこと）。

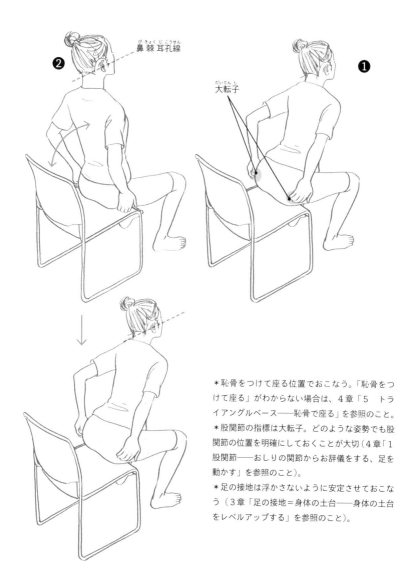

STEP

5-2

開脚前屈・股割り

＊恥骨をつけて床に座れない場合は、「5-1 股関節で動く」ができるようになってからおこなってください。無理な姿勢でおこなっても効果がありません。

❶ 恥骨をつけて床に座る。

❷ 股関節に無理がない程度に足を開く。つま先を立てた位置をキープする。

❸ 鼻棘耳孔線《びきょくじこうせん》の頭の位置を水平にキープしたまま体幹を前後に動かす（開脚前屈）。
このとき、股関節の動きを実感できるようにする。

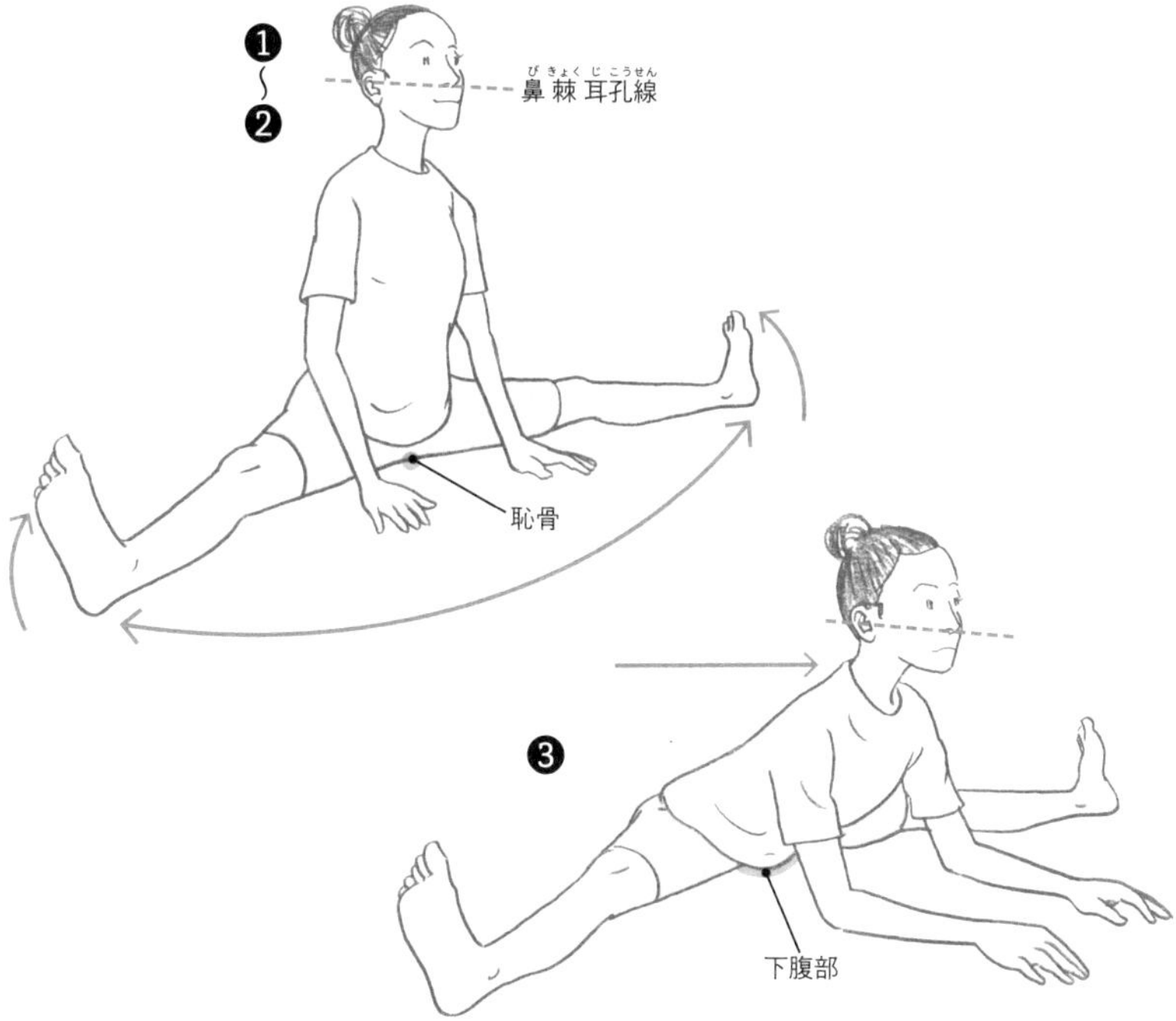

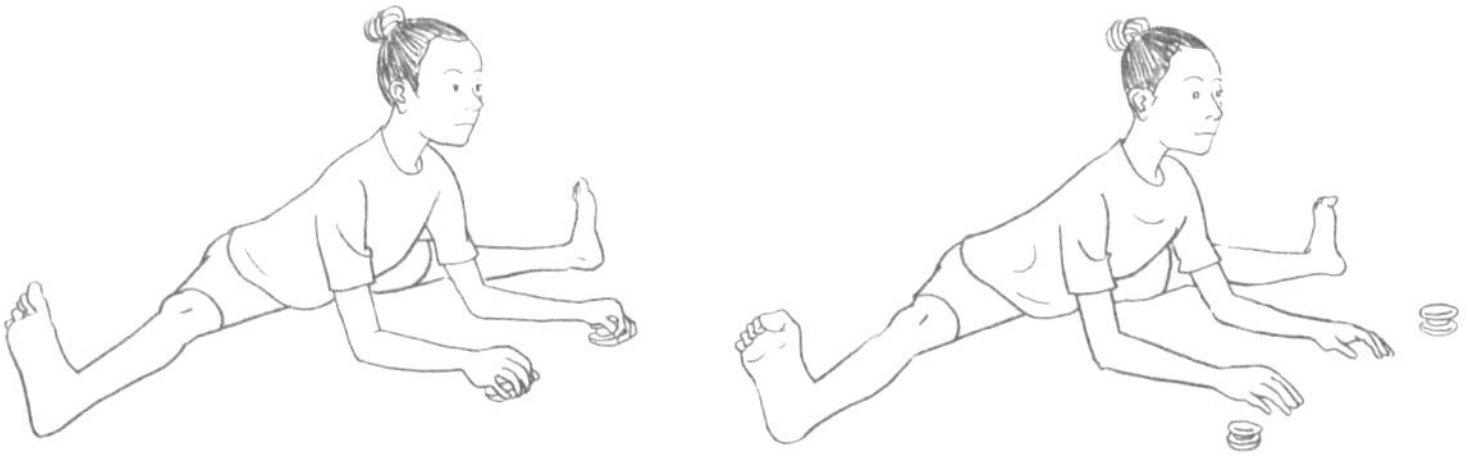

＊開脚前屈をしたとき、恥骨から下腹が床につくようにする。

＊開脚前屈をしたときに、つま先を立てて保持できない場合、「3－3　足の指を握り込む」をおさらいする。

＊トレーニングブロック「牧神の蹄」を使用しておこなってもよい。

STEP 6 習慣をリセットして身体を整える

リハビリトレーニングでは、普段の生活動作を改善しようとする意識が大切です。なぜならば、リハビリトレーニングをおこなう以外の時間はふつうに生活しているのですから、せっかくトレーニングで身体の機能を回復しても、普段の生活動作が、これまでの習慣や癖のままでは、トレーニングの効果は打ち消され、回復力を備えた身体にはなりません。

普段の生活動作の中で、意識して身体を所有し、自分の身体をコントロールできるようにしていくことが大切です。

STEP

6-1

姿勢を整える――機能的肢位

❶ つま先はやや外に向け、股関節幅で立つ。

❷ 身体の前で小指同士を合わせる。

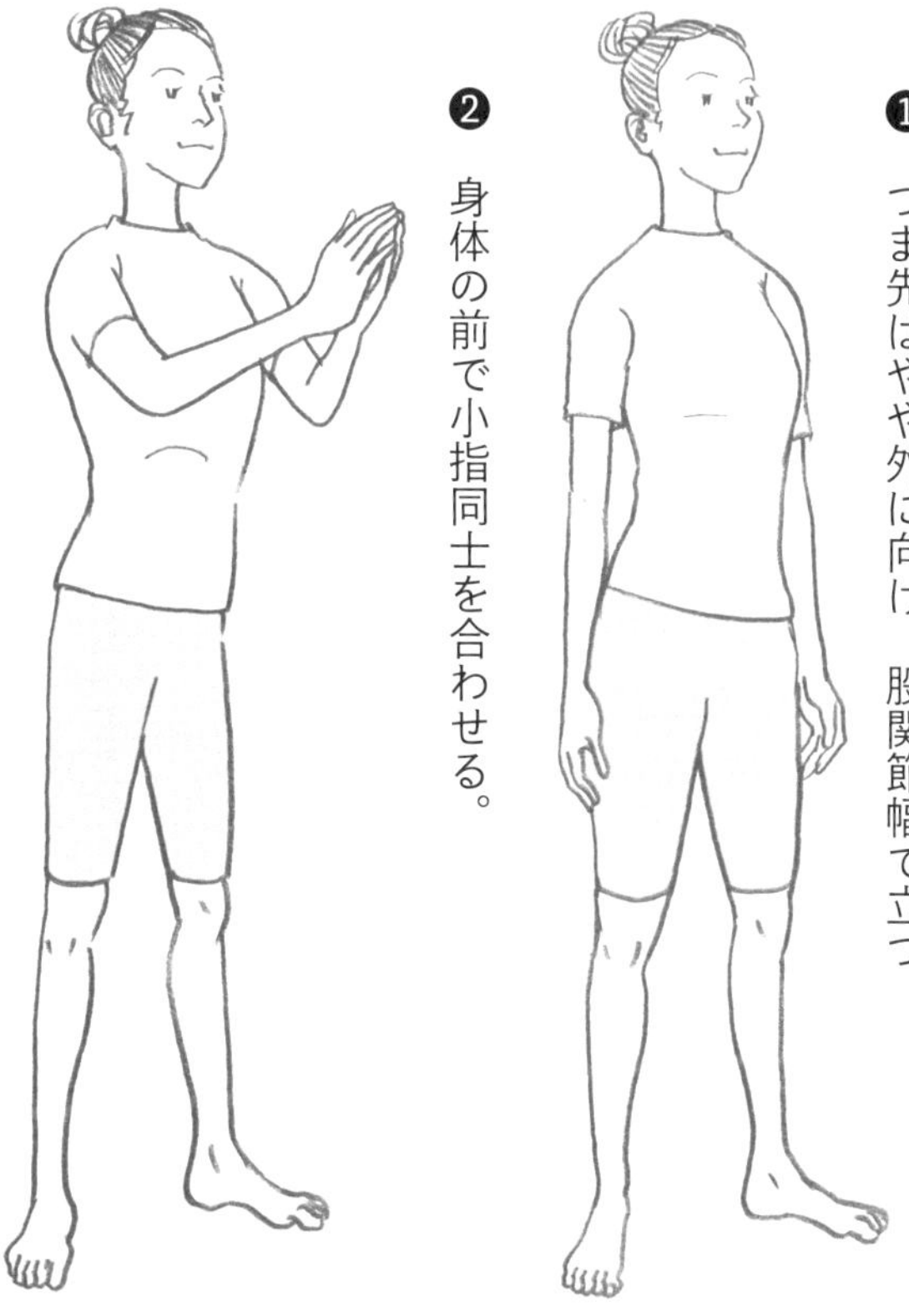

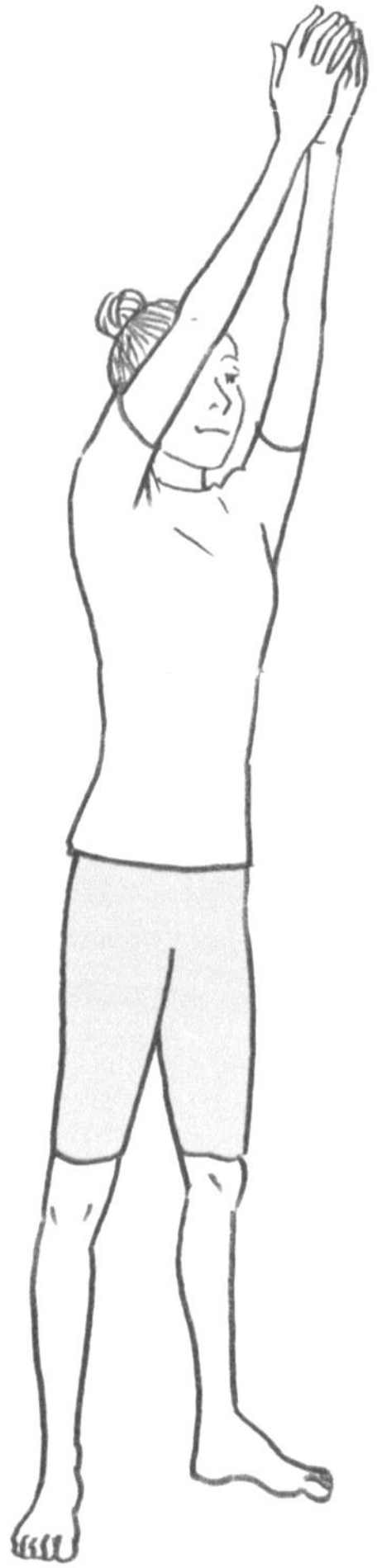

❸ 両手のひらを合わせて斜め前上方へ腕を伸ばす。

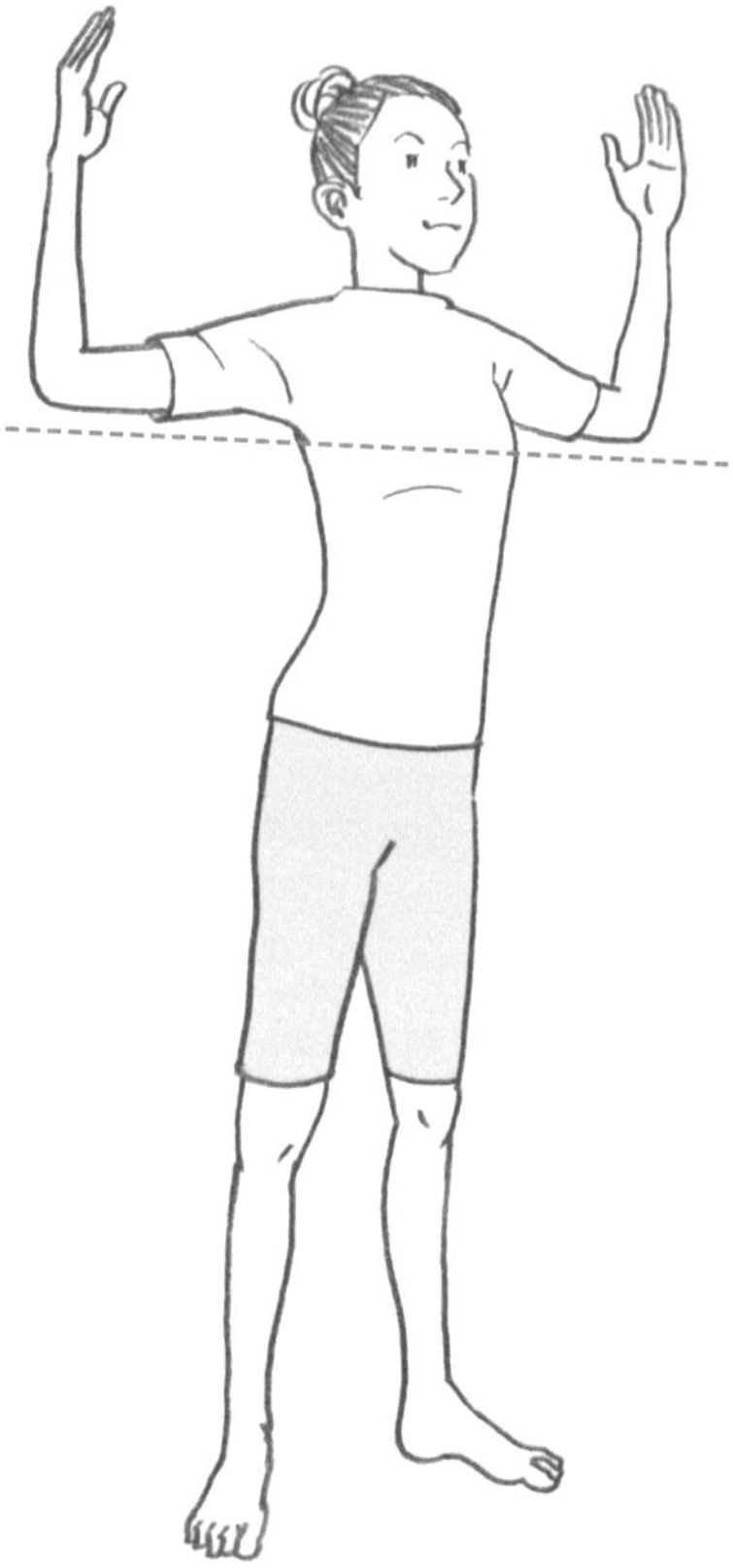

❹ ひじを軽く曲げながら、腕が水平になるまで下ろす。

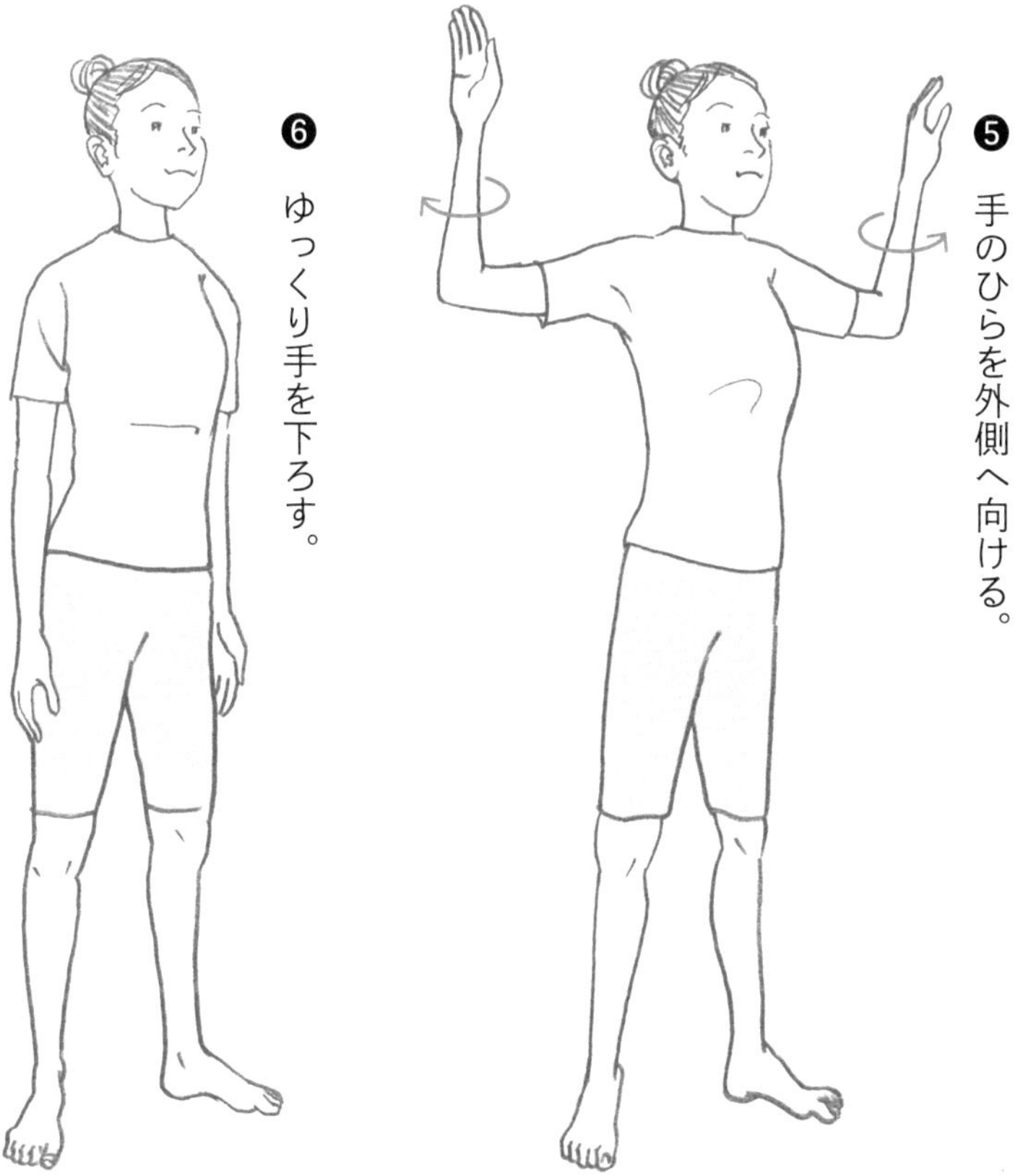

❺ 手のひらを外側へ向ける。
❻ ゆっくり手を下ろす。

＊普段から姿勢を整えることを習慣にして自分の身体の各パーツを実感できるようにする。

＊頭の位置は鼻棘耳孔線を水平に保持した位置。

＊足の指先が床に触れて、かかとまでの足裏全体で身体を支えている、“中間重心”の姿勢。

STEP

6-2 立つ・座る

リハビリトレーニングでは、「立つ・座る」という動作をワンセットで考えています。それは、「立つ」から「座る」、「座る」から「立つ」という動作の間にできる限り余分な動作を入れないということです。

どのような姿勢でも「安定」「強い」「すぐに動ける」が基本です。「座る」から「立つ」の動作では、すぐに立ち上がることができる姿勢で座ることが理想です。そして、最小限の筋力、つまり身体にとって省エネで負担をかけずに「立つ・座る」くらいの動作はおこなえるようにしたいのです。

「よっこいしょ！」と、掛け声をかけないと立ち上がれないような座り方は、「安定」「強い」「すぐに動ける」のどれにも該当しない姿勢です。

「安定」「強い」「すぐに動ける」の三つを備えるには、両足の裏を床につけ、いすの座面に恥骨がつくように座ります。

❶ 「6-1 姿勢を整える――機能的肢位」の姿勢で立つ。

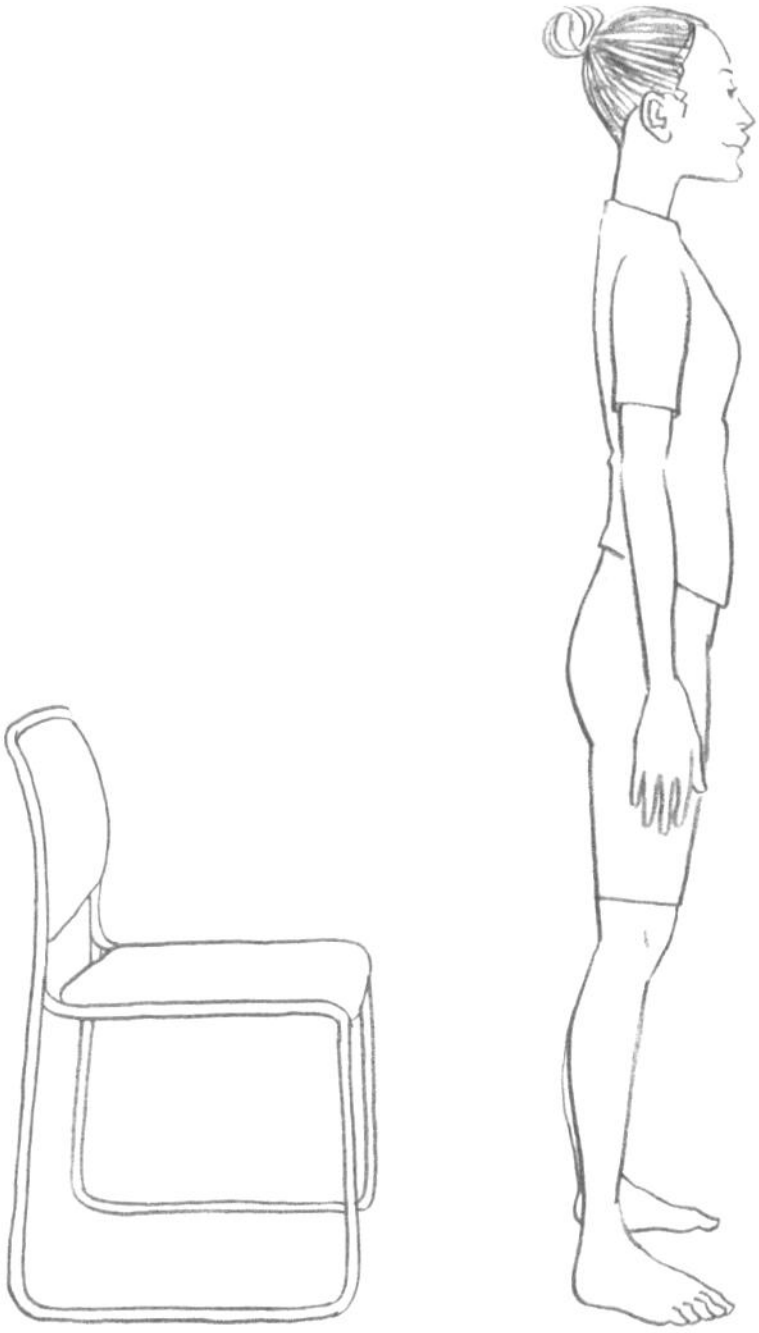

❷ 両足の裏を床につけ、いすの座面に恥骨がつくように座る。

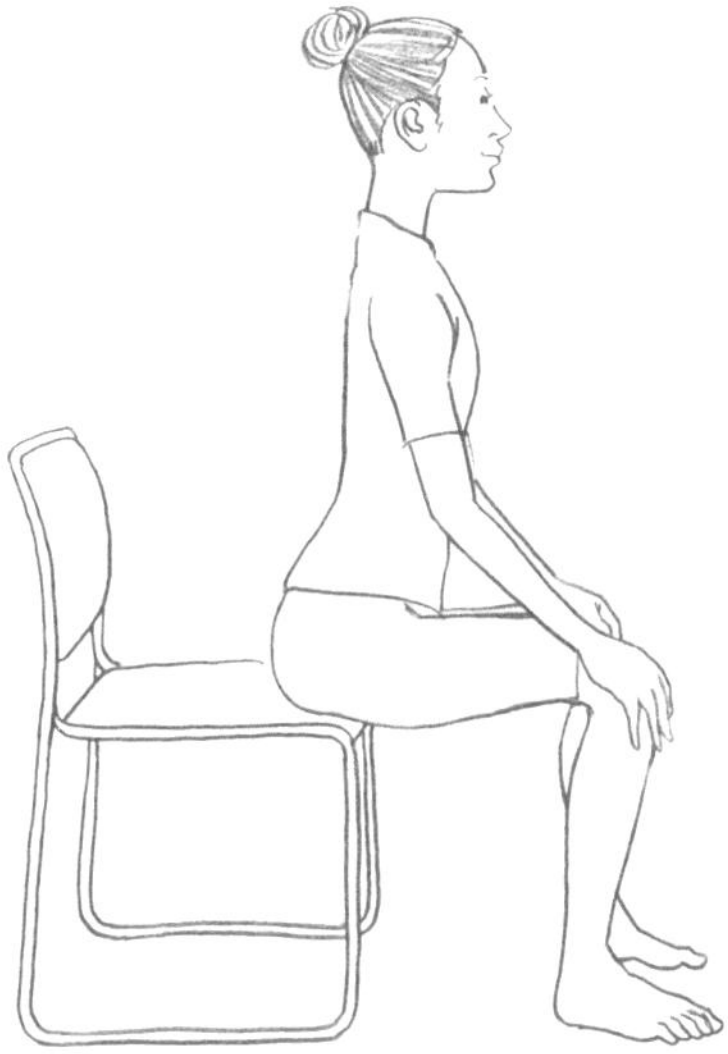

❸「①」「②」をテンポよく、連続でおこなっても疲れない座り姿勢を実感する。

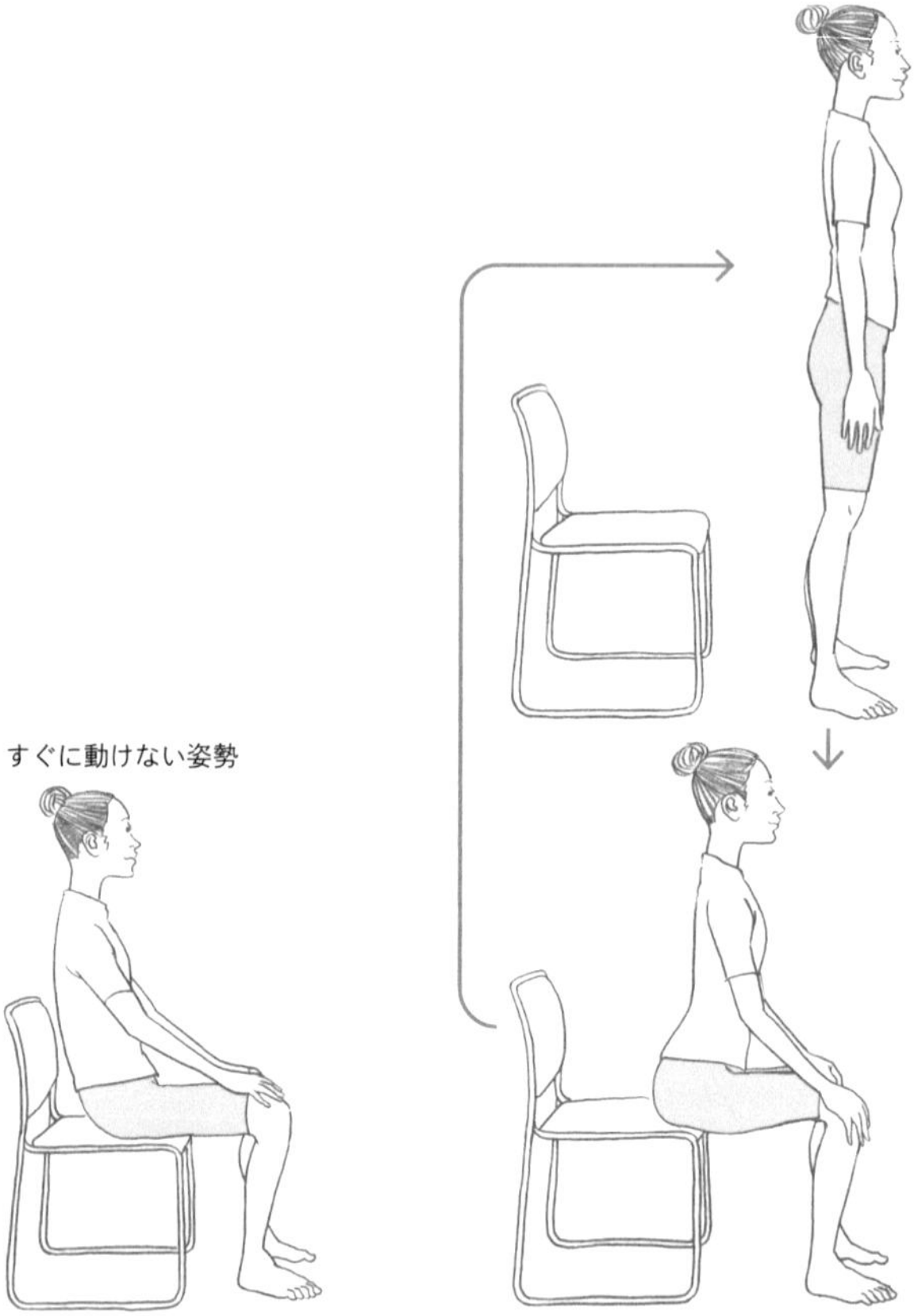

＊座る状態から立つ状態へと移動する運動の方向は、斜め前上方。前にある足の上に身体を乗せる方向へ立ち上がる。立ち上がる動作で上方向に動こうとすると、太ももの筋肉で踏ん張らなければならないのでNG。筋力は最小限に軽い動作が理想。

＊この座り方は、何か作業をするときに向いている。くつろぐときは、しっかりくつろいでメリハリをつけることが大切。

STEP

6-3 歩く

個人差はあると思いますが、誰でも普段、多少なりとも歩いているはずです。日々、その歩く動作の中で衝撃をやわらげることを探る習慣は、自分の身体との対話といえます。それは、疲れにくくなるなどの変化や効果を得ることができ、身体に優しく、また、自分の身体を実感するのに役立ちます。

リハビリトレーニングでは、歩くなどといった動作の際に生じる衝撃や強い圧をやわらげて、そのダメージを身体に蓄積しないことを重要視しています。

普段から衝撃吸収に優れた機能性の高いシューズを履いていると、その衝撃や強い圧の実感がないかもしれません。

ひざの痛み、歩いていて疲れるなど、足や身体に何らかの違和感があるようでしたら、その動作の際に生じた衝撃をやわらげきれていないことが考えられます。

衝撃をやわらげるイメージとしては、ジャンプをしても、手に持った生卵が割れないように着地することです。足首、ひざの関節、股関節にゆとりをもたせてふわっと着地し、衝撃をやわらげます。関節の「あそび」で衝撃を吸収するのです。逆に、ひざの関節を伸ばし切ったままにしていると衝撃はそのままダイレクトに伝わり、卵は割れてしまうでしょう。

この衝撃はそのまま身体にダメージとして蓄積され、やがて足の違和感、ひざの痛み、疲労感など、身体の変化として現れてきます。

動作の際に生じる衝撃や強い圧を完全にやわらげることは容易なことでありませんが、安定して身体を支え、衝撃をやわらげる接地ができるように、足の機能の回復をすることが必要です。

〈衝撃をやわらげる接地のポイント〉

- 姿勢は、「6－1　姿勢を整える――機能的肢位」を意識。
- 歩くときは、足裏全体が身体の真下で地面につく（接地する）イメージで足を運び、衝撃をやわらげる。

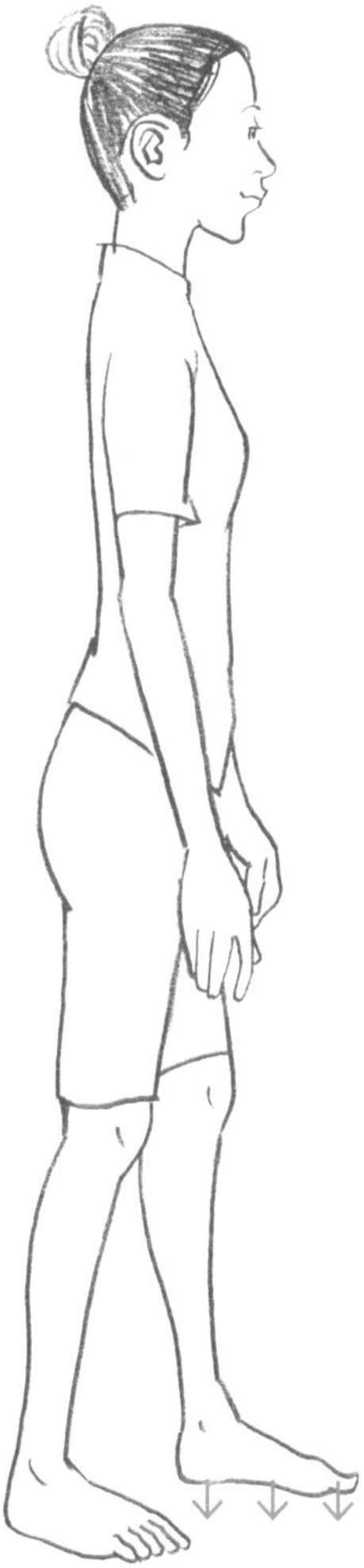

＊身体の真下で接地することは、衝撃をやわらげるだけでなく、身体を安定して支えることができますので姿勢を保持しやすくなります。足を無理に出すのではなく、衝撃をやわらげることを念頭においてください。
＊接地で衝撃をやわらげることが実感できたら、さらに、足首、ひざの関節、股関節にゆとりをもたせてワンランク上の衝撃緩和を目指しましょう。

STEP

6-4 立つ・しゃがむ・立位体前屈

リハビリトレーニングでは、「立つ」、「しゃがむ」、「立位体前屈」を、延長線上にある一連の動作の流れとして、なめらかにおこなえるようにしていきます。

現代人は、しゃがむという動作が著しく苦手になっています。この項では、現状で無理のない範囲でしゃがむ動作をおこないますが、想像以上に奥の深い、このしゃがむ動作の改善に興味のある方は、拙著『しゃがむ力』（晶文社）も参考にしてください。

立つ、しゃがむ、立位体前屈の一連の動作は、接地の保持、手による身体の支持、股関節運動など、多くの要素を含んでいます。

ここでは、これらを実感できるように、そして動作をスムーズにおこなえるようにします。

❶

「機能的肢位」で立つ。

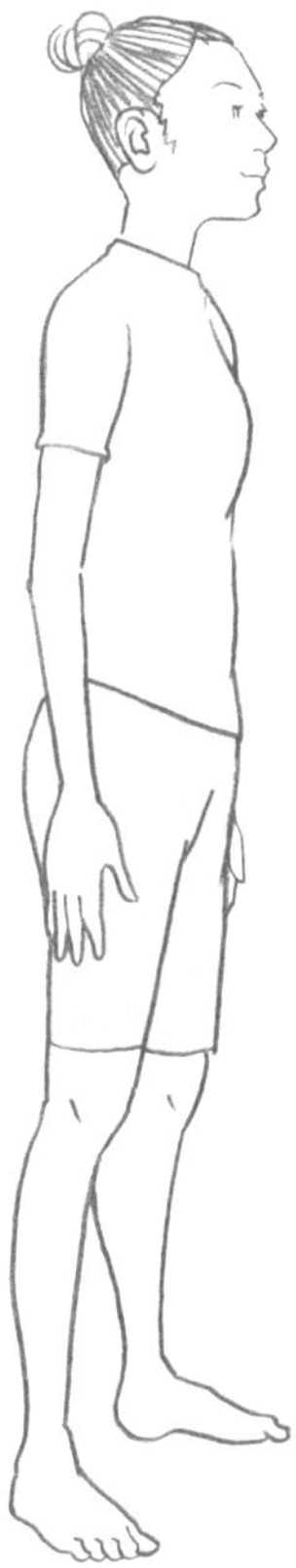

❷

足裏全体の接地を保ちながらしゃがみ、両手のひらを床につける。

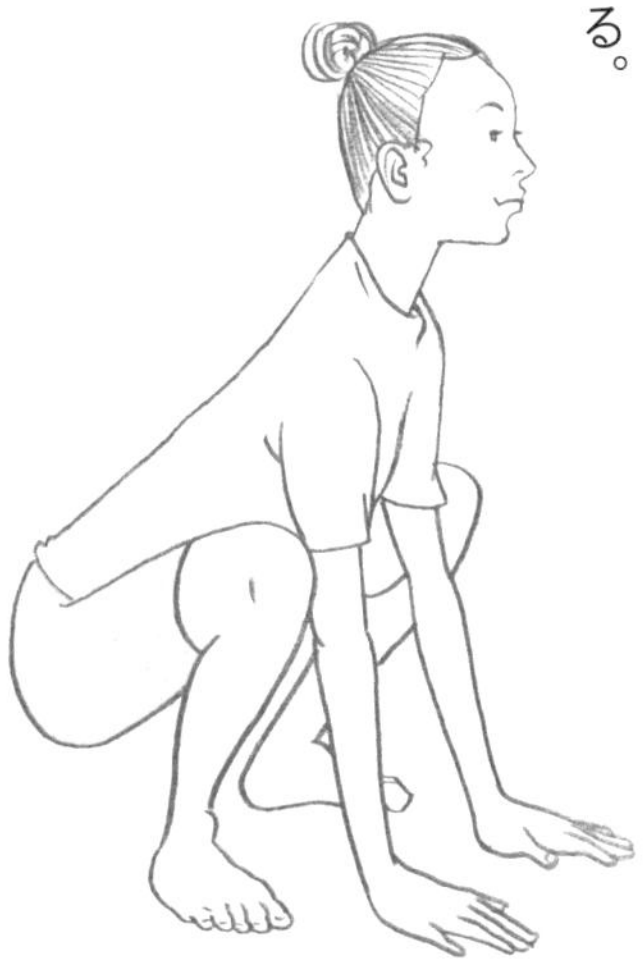

❸　②のしゃがむ姿勢からおしりを上げた姿勢が立位体前屈。
このとき、両手、両足の四本で身体を支える。

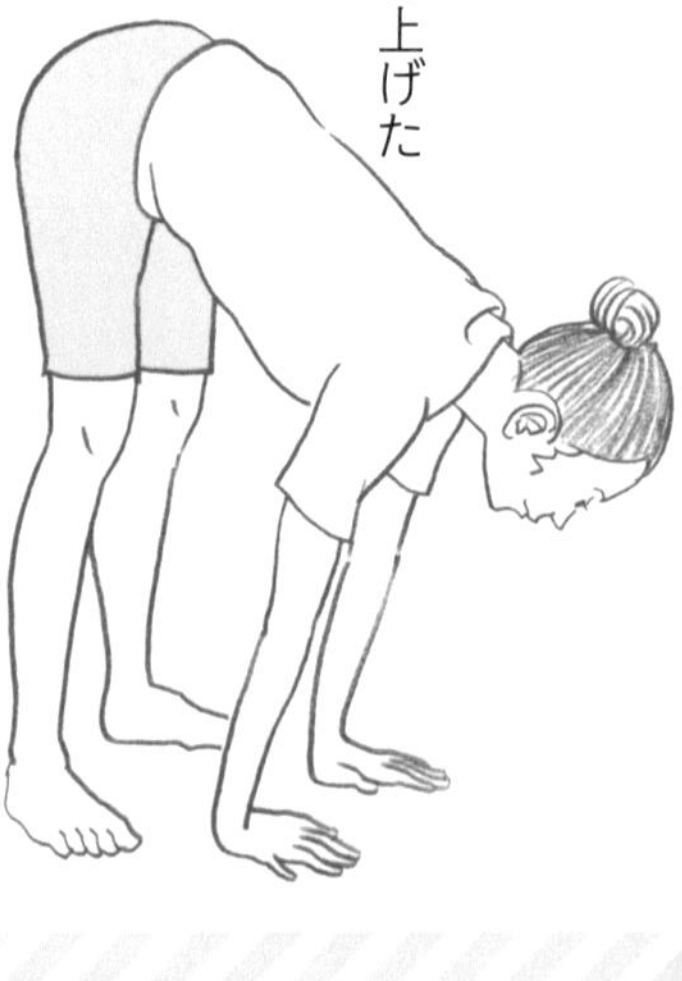

❹　③の立位体前屈の姿勢から手を離して立ち上がり、①の姿勢になる。
このとき足裏全体の接地を保つ。

❺　立つ、しゃがむ、立位体前屈の動作の流れをスムーズにおこなえるようにする。

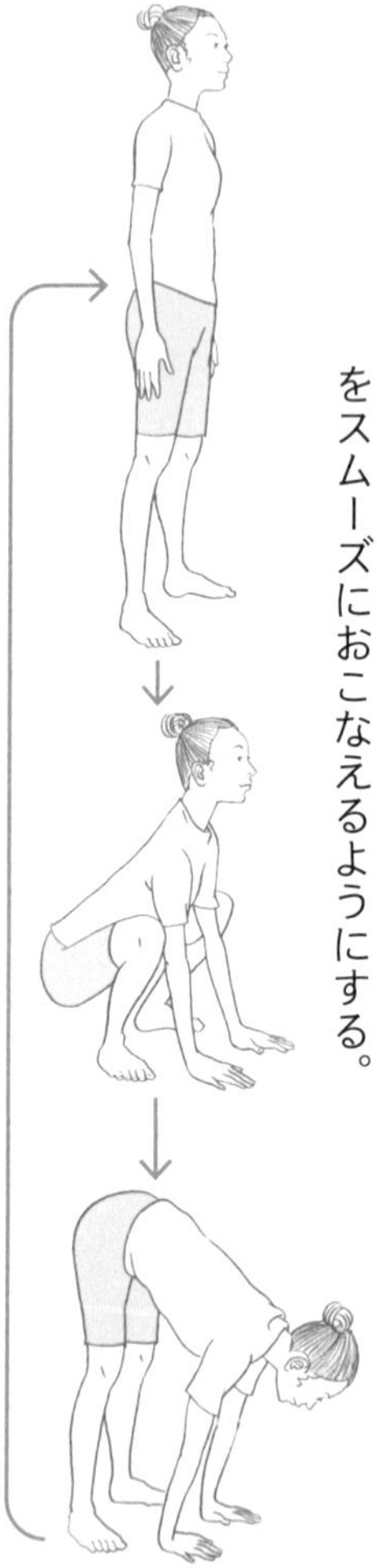

＊手のひらのつけ方は、「4－4　手のひらのつけ根で身体を支える」を参考に。

STEP

6-5 片足立ち

リハビリトレーニングでは、接地の安定ぐあいを片足立ちで確認します。これは、足の機能回復の状況を確認するのにも役立ちます。接地が安定することによって、当然、歩くなどの動作を快適におこなうことができるようになります。また、接地が安定することによって、バレエの「Y字バランス」や空手の「蹴り足」の軸足が安定します。

軸足の関節は、伸ばし切って安定させようとする方が多いのですが、リハビリトレーニングでは、関節にゆとりをもたせる軸足を理想としています。それは、身体の重さを分散し、動作の際に生じる衝撃をやわらげるためです。

ダンスやスポーツをされている方は、片足立ちの「質」に注目してみてはいかがでしょうか。

またトレーニングをここまでおこなってこられた方は、ここで接地のぐあい、状態を確認してみてください。

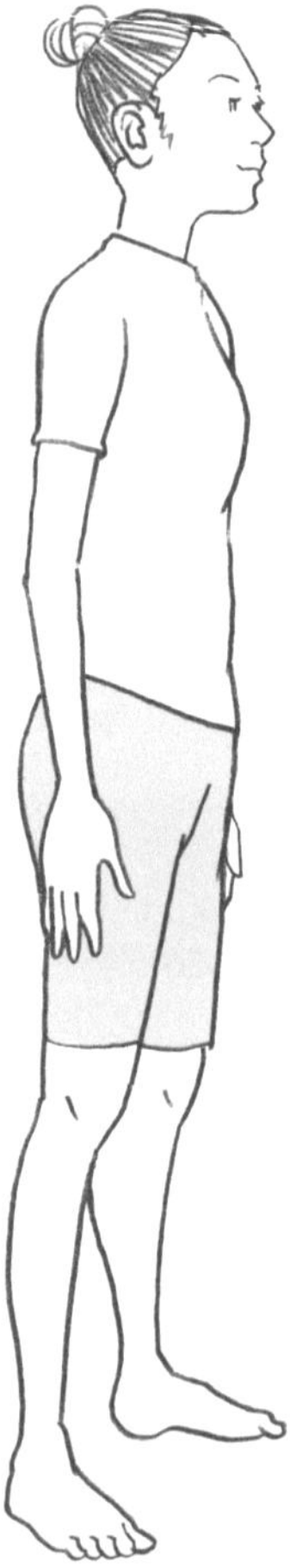

❶
「機能的肢位」で立つ。

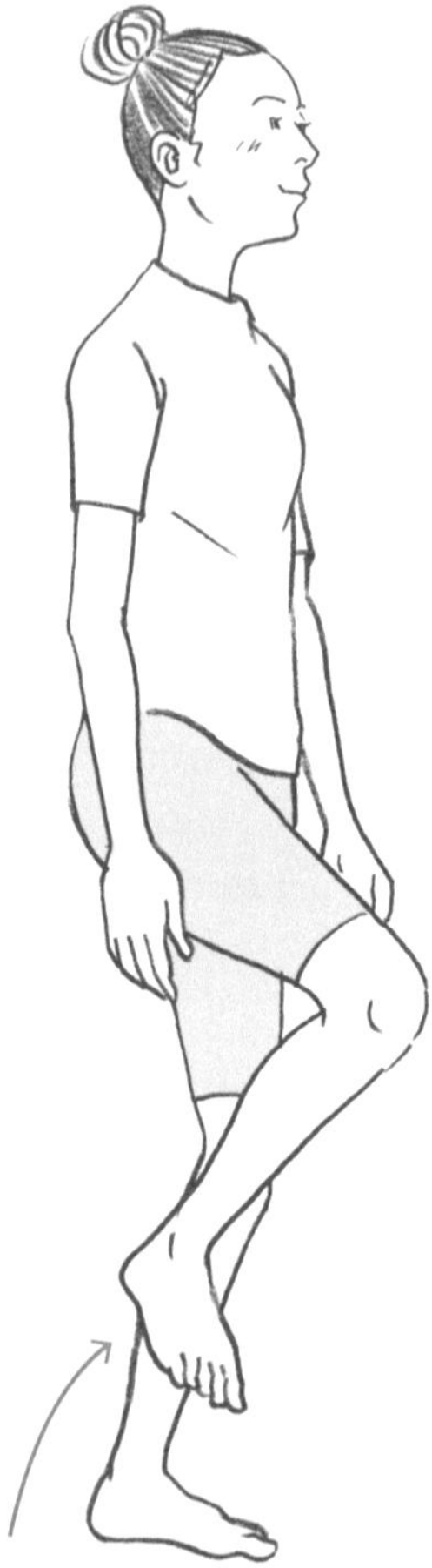

❷
足裏全体の接地を保ちながら軽く片足を上げる。

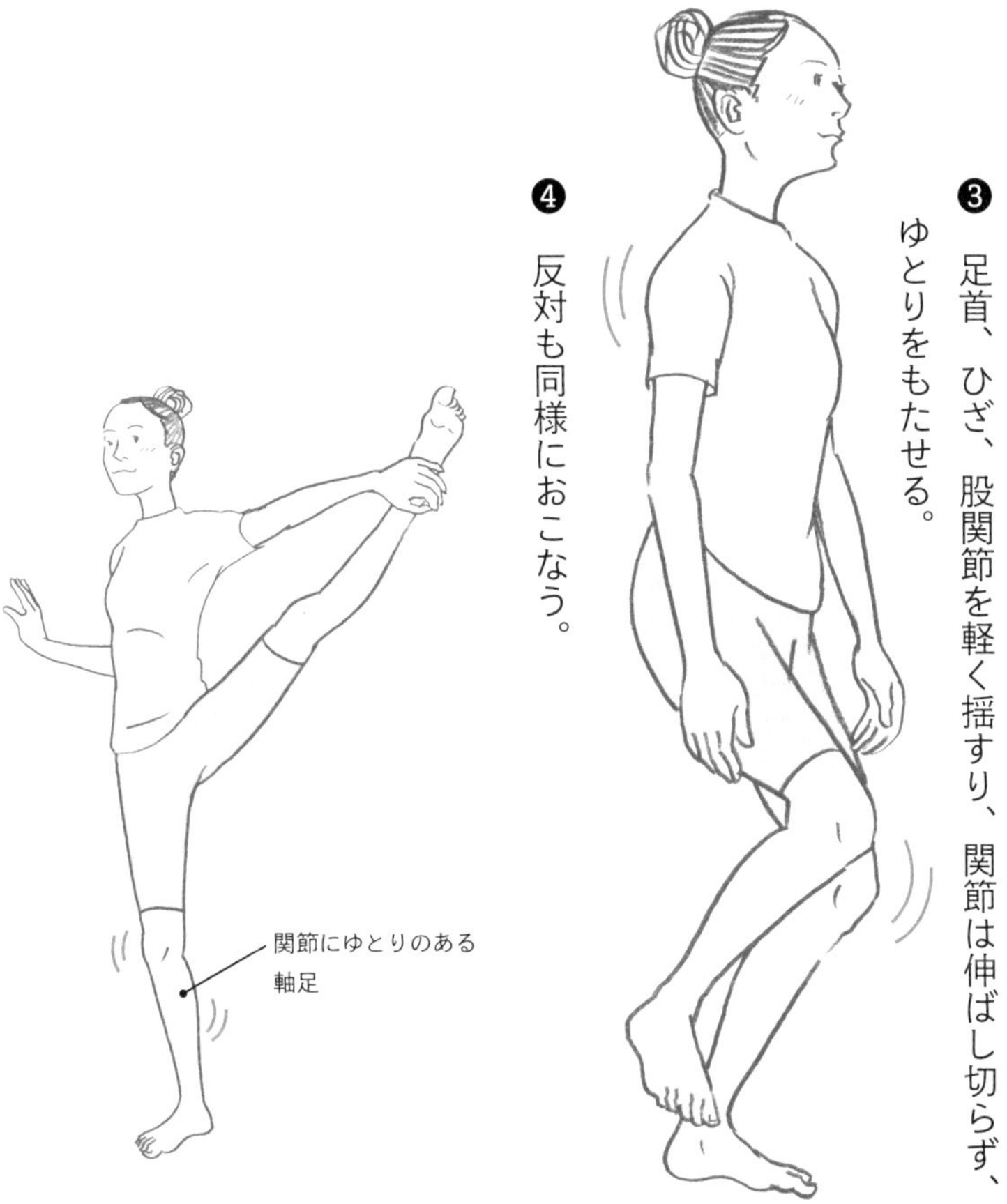

❸
足首、ひざ、股関節を軽く揺すり、関節は伸ばし切らず、ゆとりをもたせる。
❹
反対も同様におこなう。

＊上げるほうの足の高さは、自分にとって無理のない必要分。
＊姿勢は、「6－1　姿勢を整える――機能的肢位」。
＊軸足の接地は、足の五本の指先が床に触れて、かかとまでの足裏全体を意識する。

終章

所有感覚の備わった身体のために

身体操作家やアスリート以外の人がおこなう理由

本書で紹介してきたのは、機能回復のためのリハビリトレーニングです。機能回復・構造動作トレーニングは、武術家、スポーツ選手、ダンサーなど、普段から身体に対する意識の高い人がパフォーマンスアップを目的としおこなうものや、機能回復訓練として私が臨床でリハビリとしておこなうものなど、さまざまな目的に幅広く対応できる、解剖学や運動学に即したトレーニングです。これまでの本では、武道家、スポーツ選手、ダンサーなど、日頃から身体を意識してトレーニングされている方を読者対象としていました。

しかし機能回復トレーニングは、これまでも述べてきたように、もともとはリハビリのためのトレーニングです。リハビリというとまた、身体を壊した方、何らかの故障を持っている方など、すでに病院のお世話になっている方が対象と捉えられてしまうことも多いのですが、私はこのリハビリトレーニングは、身体の所有感覚を失い、身体全体のつながりをなくした、すべての方がおこなうべきトレーニングであると思っています。

機能回復トレーニングについて、何のためにおこなうのかという戸惑いの声を聞くこともありました。それは、スポーツはやっているけど趣味程度だったり、あるいは日常的に身体をメンテナンスしていない方から多く聞かれるものでした。つまり、そこまで極めたいわけではないから、私には必要ない、というもの。

しかし私からしてみれば、そういう人にこそぜひ知ってほしい、というのがリハビリトレーニングです。趣味程度、あるいはまったく関心がない人ほど、知らず知らずのうちに、本来の身体を失っていることがほとんどだからです。

繰り返し述べてきたように、本来身体は回復する力を持っているのですが、それが失われた状態が常態化しているのが現実です。身体のゆがみやずれや崩れた状態は、決してよい影響をもたらしてくれることはなく、それらが積み重なると、やがて不調などとして現れてくることが間違いないからです。その不調が現れる時期や程度は人それぞれですが、それがいつか来ることとは確実です。それでもほうっておきますか?、という話です。

また、自身の身体に気づき、身体のつながりを回復するということは、自分の身体を自分のものとして取り戻し、そしていつでも自分自身に戻れる場所にするということです。

〝自分探し〟などという言葉が流行するのは、自分の身体を見失っていることの現れなのではないかと私は思っています。逆にいえば、**自分の身体もしっかりと感じられず、身体の声も聞こえないような状態で、外の世界に自分を探しに行っても、見つかるわけがない**のではないでしょうか?

自分の身体を取り戻すと、地に足がついた感覚も得られ、土台がしっかりとしたものになります。**二本の足でしっかりと大地に足をつけた状態で世界を眺めれば、別の世界が見えてくるかもしれません。**身体は本来、あなた自身のものなのですから。

末端の気づきから全身のつながりへ

ここまで読まれた方、トレーニングをやられた方はおわかりのとおり、本書の特徴は末端から回復するという点にありました。末端が重要なのは、中枢から遠く、所有感覚が薄れやすい部分だからです。

この「中枢」と「末端」という言葉自体に、捉え方のギャップがよくあらわれています。中枢というと、いかにも重要そうな雰囲気を帯びています。一方で末端は、いざというときに切り捨ててしまえそうなイメージがあります。現に、命に関わるような極限の低温下では、手足などの末端組織を捨てることで（凍傷による壊死）、身体は内臓などの中枢を守ろうとします。

しかし日常生活を送るなかで末端を顧みない生活を続けているとどうなるでしょうか。つまり、末端の感覚が薄れるとどうなるかということです。

末端の存在が消えれば、身体はその機能を補うために、他の部分で代用・代行しようとします。すると、その部分に本来の働き以外の負荷がかかります。そして本来あるべき姿・かたちから逸脱して、崩れ、ねじれ、身体に悪影響をもたらすのです。

身体の所有感覚が曖昧ということは、自分を取り巻く空間と身体の境が曖昧で、ぼやけているということでもあります。身体の所有感覚は、一部分だけ回復しても意味がありません。身体はそれぞれのパーツがばらばらに機能しているわけではないのです。それぞれのパーツの所有感覚を取り戻すとともに、全身のつながりを回復することが何よりも大切です。

本書のトレーニングによって、読者のみなさんは、自身の身体を構成している部分（パーツ）にまず気づきました。それらのトレーニングを通しておこなうことで、**部分部分の「点」は「線」になり、それらがすべてつながると「面」が現れます。そして、動作として身体が動くことで「立体」となり、そのとき初めて、あなたは身体全体の所有感覚を回復することができるのです。**

手足が重要である理由

手のトレーニングなどは特に、一見「かんたんにできる」と思っても、実際にやってみると意外と難しく、できないということが多い傾向があります。

実は私自身、手のトレーニングは難しいと思いながらおこなっています。

丸をつくるように親指と人差し指のツメを向かいあわせてプッシュをしたいのですが、長年の使い方の癖で指がきれいに向かい合わないのです。自分の指でありながら思うようにならず、歯がゆささえ覚えましたが、これは自分の身体の使い方の歴史であり、現状です。それを真摯に受け止め、日々わずかでも指が整っていく過程を実感することで、それは楽しみに変わりました。

指先から手が整うことで、物を持ったときのフィット感が変わります。車を運転するときにハンドルと手が一体になるような感覚を覚えます。物と手との接触で、適切な力加減を保つことにより、作業がおこないやすくなります。適切な力加減を保つことにより、腕や肩に余分な力が入らず、安定した姿勢を保つことができ、身体を動きやすい状態に位置させることができます。そのため、たとえば長距離を運転しても、身体の疲労感が格段に減ったことを実感しています。

足のトレーニングにおいても、自分の足でありながら思うようにならない歯がゆさがあります。しかし、手足に限らず、身体の日々のわずかな変化を実感することで楽しめるようになるものです。

足の指先から足が整うことで、立ったときのフィット感が変わります。立ったときに地面にしっかり足をつけて立っている感覚を覚えます。足は身体の土台なのです。

地面と足の接触が、適切な接地を保つことにより、「安定」「強い」「すぐに動ける」の三つを備えた姿勢で身体を支えることができるのです。

末端への意識が抜けている

一般に、年をとると感覚が鈍くなるのは仕方のないこと。あるいは、子どもは何においても鋭敏な感覚や伸びしろを持っているものだと思いがちです。しかし、**成長盛りの子どもであっても、使っていない部分、意識していない機能や感覚は成長しません。**子どもの体育指導が盛んな時代ですが、それらも身体全体を動かす運動が中心になっている場合が多く、末端についてはおろそかで、その視点は抜けているといわざるを得ません。

また逆に、年をとるから感覚が鈍くなるわけではありません。使わないこと、意識しないことが積もり積もって習慣化するので、その結果として年をとると鈍くなる人が多いのです。

末端の意識が抜けると身体の支持性が低下します。それは、手や足が不安定になって身体を支えるということが苦手になるということです。親御さんは、お子さんの姿勢が気になって背筋ばかりを正そうとしますが、手や足の土台が不安定な状態では身体を安定させ姿勢を保つことはできません。これは、大人でも同様で、手足が不安定な状態では、姿勢を保つために余分な筋力を使い、それだけで疲れてしまいます。

また、足の捻挫をしやすい、ひざが痛くなる、手をついたら（つき方が悪く）骨折した、などといったことは、末端の意識が抜けているために、手や足の土台としての支持性が低下している可能性が考えられます。

成果が出る人、挫折する人の共通点

患者さんや生徒さんを見ていても、トレーニングの効果がうまく出る人、出ない人の差があることを感じます。それらの方々に共通するのは、意識の高さの違いです。

トレーニングに挫折してしまったり、なかなか変化を感じられない人に共通しているのは、そのトレーニングを**何のためにおこなうのかという明確な目標がない、あるいはぼやけているということです。**

「なんとなく、健康によさそうだから」といった意識では、残念ですが、成果を得る前に挫折してしまう可能性が高いでしょう。機能回復トレーニングは、「なんとなく」おこなうのには不向きなトレーニングかもしれません。

一方、たとえば若いころに病気をしたとか、ケガをして何かを失った経験のある人は、目標設定が明確で、トレーニングの成果を得やすい傾向があるようです。

私の講座にいらっしゃっている八〇代の女性は、若いころ大病を患い、長期にわたり入院生活を送っていたので、皆が経験しているような、子育てや家族との楽しい思い出がないそうです。病気が治ってからは、動けることの喜びを知り、その時期に動けなかった分を取り戻すかのように、さらに快適に動作をおこなえるようになることを目的に、リハビリトレーニングをおこなっています。とても八〇代には見えない、まっすぐな姿勢、肌のつや、ポジティブな考え方をお持ちの方です。

また、三〇代女性は、お子さんの姿勢を正すためにリハビリトレーニングをやらせました。お子さんは、姿勢をよくするためにお母さんが一生懸命になっているのは理解しているようです。しかし、お母さんにいわれるからやりますが、本人自身がトレーニングによって変化を実感することができていません。実は、ご両親も猫背。子どもは、今ある環境の中で大人から学ぶしかありません。このご家族の場合は、まずご両親が正しい姿勢を身につけ、お子さんにもよい影響を与える環境をつくったほうがよいのだろうと思います。

最初から明確な目標を持つのは難しいというのも事実です。そのため、「**まずはやってみ**

る」ということも大切なことです。

チェックシートでできない項目があればそれを重点的に、継続してトレーニングをするうちに、自分の目標が見つかった、つかめた、という人もいます。

私自身もまだまだ発展途上

かくいう私も、自分のものにできていない部分はたくさんあります。また、日々トレーニングを続けていると、新たな発見もたくさんあります。最近では、土踏まずが発達してきました。また腕をまっすぐに上にあげるときの動きが以前よりもスムーズになってきました。他にも働きかけたい部位・機能はたくさんあります。

およそ三〇年前になりますが、私の右足の親指は、柔道で疲労骨折をしました。足払いや、ひどい接地で、毎日親指をぶつけていたからでしょう。当時は、患部を固定して痛みが治まったら治癒となり、日常生活はもちろん競技にもまったく支障はなく、リハビリはしませんでした。しかし最近になって、親指を曲げることはできますが、完全に反らすことができず、つま先立ちをするときに右足親指に少し違和感があることが気になったので、二週間ほどリハビリに専念しました。

人間の身体とはすごいもので、**長い間眠らせていたとしても、スイッチの入れ方次第で機能は目覚める**ということを実感しました。足の親指を反らすときに働く筋肉は、すねの前側についています。リハビリをおこなったことで、この筋肉に関連する股関節までの筋肉がつながりはじめ、足の親指の関節だけでなく股関節の可動域も増したのです。

その後、山へランニングに出かけたときのこと。私は、それまで上り坂が苦手で、下り坂を好んで走っていました。ところが、右足の親指をリハビリしたことで、上り坂が楽に走れるようになったのです。これは、右足の接地の質が高まったということです。これまで、ある程度の接地はできていると思っていましたが、できるようになって初めて、できていなかったことに気づく経験をしました。また、上り坂を苦手だと思い込んでいましたが、きちんと接地ができていなければそれは当然のことだったとわかりました。

このように、ひとつ苦手を克服できると、世界が変わるのです。自分ではできていると思っていても、実はできていないことは、たくさんあるものです。

トレーニングをおこなう頻度について

ふつう、こういったトレーニングやエクササイズの本では、一日に何分、何セットやればよいかといったトレーニングの目安が書いてあることがほとんどです。

しかし、本書の機能回復トレーニングについては、毎日やればいいというわけではないと私は考えています。またそれぞれのエクササイズについても、何回という目安は設けていません。

それは、回数に縛られるのではなく、自分の頭で考え、できたかどうかを自問自答することが大切だと考えるからです。

そして、**わずかな変化だとしても「実感する」ことが大切です。**わずかながらでもよい変化の実感を積み重ねれば、それは実体となり、自分の身体を取り戻すことにつながるからです。

また、私はトレーニングや股割りを〝日課〟にしていますが、毎日必ずおこなっているわけではありません。

自転車の練習を思い浮かべてみてください。自転車は、一度乗れるようになってしまえば、特殊な訓練を日々おこなわなくても、難なく乗れるでしょう。それは、コツをつかんだからです。しかし、コツをつかむまでは、試行錯誤が必要です。模索し続ければ、コツをつかむことはできます。コツをつかむまでどのくらいかかるかは、個人差があります。そのコツは、目標を明確にすると得やすいでしょう。

とはいえ、ひとりでトレーニングをするということは難しいことだと思います。私自身もこれまでひとりでトレーニングをおこなってきましたが、わからなくなったり、これでよいのか不安になったり、何度もつまずきました。しかし、必ず道は開けることを経験しました。わからなくなったり、これでよいのか不安になったときは、「ＳＴＥＰ１　身体の末端から回復する――手足の指先」の末端を実感するところへ何度でも戻ってください。焦らずに、できることを積み重ねることが大切です。

つながりを濃く厚くするために

先ほど、点が線になり、それが面になり、そして、動作として身体が動くことで「立体」となり、身体がつながるという話をしました。本書で紹介したエクササイズを通しておこなうことで、あなたは、本来のあなたの身体に気づき、やがて身体がつながっていることを実感できるでしょう。

しかしエクササイズを一度おこなっただけでは、吹けば飛ぶような、薄い薄い手応えしか得られません。**継続して何度もおこない、感覚を上書きしていくことで、それらの点、線、面は、くっきりとした濃いものになり、はっきりとした厚い身体のつながりを手に入れられるのです。**

毎日おこなえばいいというわけではないとも書きましたが、それはただ闇雲にやっても仕方がないという意味です。ある程度の試行錯誤を続けることは欠かせません。それも必ず、身体を動かしながら、自分が何を目指しているのか、なぜその動きをするのかということを考えながらおこなうことが重要です。

ある人は、猫背を治したいということが目標かもしれません。またある人は、上がらなくなった足をどうにか楽に動かせるようにしたいのかもしれません。そういった目標を明確に持って、トレーニングを続けてほしいと思います。

＊重篤な疾患がある場合は、専門医、担当医に相談して無理のないようにおこなってください。

本書は〝スタートライン〟

この本では、部分的な機能と所有感覚を回復し、全身のつながりに気づく、取り戻すというところに主眼をおきました。それができて初めて、スタートラインに立てた、と思ってください。

このあとは、それらを継続することで、その感覚を厚くしていっていただきたいと思います。その先に待っているのは、自分の身体を自在にコントロールできるようになることです。

つながりの感覚を厚くして自分の身体を自在にコントロールしたいという段階に達したら、ぜひ私の他の本をご覧いただきたいと思います。

この本でつながりを回復したら、次に、女性の方でしたら『女性のための「骨盤おこし」』(中村よし子著・春秋社)が、おすすめです。また、男女問わず、『しゃがむ力――スクワットで足腰がよみがえる』(拙著・晶文社)がおすすめです。他にも四冊ピックアップしましたので、ぜひ読んでみてください。

- 『「深部感覚」から身体がよみがえる！』（晶文社）
- 『「骨盤おこし」で身体が目覚める』（春秋社）
- 『〝動き〟のフィジカルトレーニング』（春秋社）
- 『趾でカラダが変わる』（日貿出版社）

参考書籍

金子丑之助『日本人体解剖学』（第一巻）南山堂、一九五六
三上真弘編『リハビリテーション医学』南江堂、二〇一〇
佐藤優子・佐藤昭夫・山口雄三『生理学』医歯薬出版、一九九一
綿貫勤・若狭治毅・並木恒夫・大西義久（編集）『シンプル病理学』南江堂、一九九九
中村隆一・斎藤宏『基礎運動学』医歯薬出版、一九九九
中村考宏『「深部感覚」から身体がよみがえる！――重力を正しく受けるリハビリ・トレーニング』晶文社、二〇一六
中村考宏『しゃがむ力――スクワットで足腰がよみがえる』晶文社、二〇一七
中村考宏『「骨盤おこし」で身体が目覚める――1日3分、驚異の「割り」メソッド』春秋社、二〇一一
中村考宏『〝動き〟のフィジカルトレーニング――カラダが柔らかくなる「筋トレ」！』春秋社、二〇一三
中村考宏『趾でカラダが変わる』日貿出版社、二〇一三

あとがき

本書の冒頭で「あなたは、自分の身体を〝所有〟していますか?」と問いました。おそらく、自分の身体は、生まれたときから今日まで当たり前にありますから、気に留めることもなかったかもしれません。

しかし、不調に陥った身体を回復しようとするとき、また、今の身体の状態よりももっと快適な身体の状態にしたいと望むのならば、自分の身体と向き合い、自分の身体の現状に気づく必要があります。

それは、自分が本当に自分の身体の所有者であるのかを、また、自分が所有者であるからこそ、自分の身体を思い通りにコントロールできるのだということを、そして逆に、自分が所有していない身体は思い通りにならないのだということを、知ることでもあるのです。

「リハビリトレーニング」は、自分の身体の状態に気づき、自分と身体のつながりを取り戻す、いわば自分と向き合う時間なのです。

そして、自分の身体を所有しコントロールできるように、リハビリトレーニングをしていきます。不調に陥った身体を回復するためには、回復するだけの力のある身体を目指すことが大切です。

また、今の身体の状態よりも、もっと快適な身体の状態にするためには、今よりもさらに所有感覚を色濃く、敏感にしていくことが大切です。

本書では、指先から身体を整えるためのエクササイズをいくつか紹介しました。

リハビリトレーニングの基本は、身体の末端である手足の指先からおこないます。どうか、自分の身体でありながら思うようにならないもどかしさを、指先から解消していってほしいと思います。

身体の機能は、長い間眠らせていたとしても、スイッチの入れ方次第で目覚めることができるのです。長い間、諦めてしまっていた自分の身体と、もう一度、向き合うきっかけになることを願っています。

最後に、人は所有感覚が色濃く敏感になることで、身体も心も元気でいきいきと生きることができる、と私は信じています。

本書の刊行にあたり、春秋社編集部の手島朋子さん、えにし治療院の中村よし子さんにはご尽力をいただきました。

おかげで私一人では到底、思いもつかなかった表現もでき素晴らしい一冊に仕上がりました。春秋社の皆さま、デザイナーの河村誠さん、本当にありがとうございました。

二〇一八年七月吉日

中村考宏

中村考宏（なかむら　たかひろ）

1968年9月25日生まれ。

愛知県出身。

中京大中京高校（旧中京高校）から愛知学院大学卒業後、米田柔整専門学校にて柔道整復師、中和医療専門学校にて鍼灸師・按摩マッサージ指圧師の資格を取得。

現在、えにし治療院院長、MATAWARI JAPAN代表。

柔道4段。

著書に『しゃがむ力――スクワットで足腰がよみがえる』（晶文社）、『「深部感覚」から身体がよみがえる！　重力を正しく受けるリハビリ・トレーニング』（晶文社）、『「骨盤おこし」で身体が目覚める――1日3分、驚異の「割り」メソッド』（春秋社）、『“動き”のフィジカルトレーニング』（春秋社）、『趾でカラダが変わる』（日貿出版社）、『人は「骨盤」から健康になる』（マキノ出版）ほか多数。

指先から身体を整える

機能回復のための所有感覚メソッド

2018年8月20日　第1刷発行

著者　中村考宏

発行者　澤畑吉和

発行所　株式会社 春秋社
〒101-0021
東京都千代田区外神田2-18-6
電話 03-3255-9611
振替 00180-6-24861
http://www.shunjusha.co.jp/

印刷・製本　萩原印刷株式会社

ブックデザイン　河村 誠

ISBN978-4-393-71409-6
定価はカバー等に表示してあります